5 semanas para desinflamarte

Blanca García-Orea Haro
@blancanutri

5 semanas para desinflamarte

El método revolucionario que cambiará tus hábitos

Grijalbo

Papel certificado por el Forest Stewardship Council®

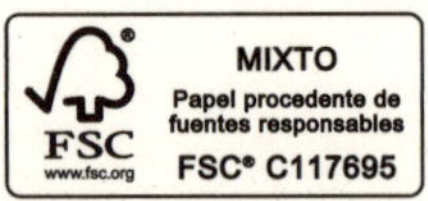

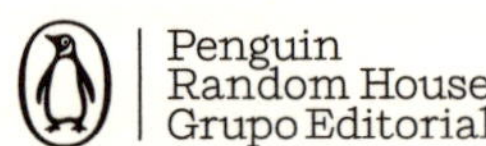

Primera edición: octubre de 2025

Printed in Spain – Impreso en España

ISBN: 978-84-18055-68-3
Depósito legal: B-12.198-2025

Diseño de tripa y composición de Eva Arias Breña
Impreso en Black Print CPI Iberica, S. L.
Santa Andreu de la Barca (Barcelona)

DO 5 5 6 8 3

A mi querido Dr. Blas López Rueda, has sido fuente de conocimiento e inspiración para mí, gracias por todos estos años de trabajo incansable, sigo tus pasos. Descansa en paz

A mi hijo Bosco y a mi marido, gracias por ser mi fuerza y mi inspiración siempre

A mi familia, gracias por creer en mí

A Amélie, gracias por ayudarme a reconectar con el ejercicio, está claro que enseñar es un arte y hay personas que logran transmitir, atravesar e inspirarte

No es un castigo,
es un regalo

- Mejor humor
- Cuerpo más fuerte
- Mente más clara
- Menos dolor
- Mejor calidad de vida

Cuidar tus hábitos es duro pero sentirte mal es más duro aún

Blanca

Índice por temas

RETO ANTIINFLAMATORIO ONLINE
5 DÍAS GRATIS

Accede a:

Menú, recetas y lista de la compra

Entrenamientos de 20-45 minutos para todos los niveles:

- principiantes
- avanzado
- embarazo
- postparto

Rutinas para cuidar tu mente:

- ejercicios para liberar el estrés y la tensión
- mindfulness
- meditación

Si quieres consultar bibliografía sobre cualquier tema, aquí tienes este otro QR.

Prólogo

Te quieres cuidar.

Y entonces te informas.

Sabes que la alimentación es una parte importantísima para tu salud.

Es más, sabes –sientes– que tienes inflamación. Y que esa inflamación te está provocando «cositas» como niebla mental, problemas con tus hormonas, alteraciones en tu piel, falta de energía.

Incluso eres consciente de que, a la larga, la inflamación crónica puede ser la causa de problemas de salud graves. Prefieres, tal vez, no pensar en ello, porque bastante tienes con lo que te parece que no funciona bien hoy.

Además, no solo te preocupa eso de la inflamación: encima, a menudo se te hincha la tripa. Da igual lo que comas, aunque con algunas comidas es peor. ¡Con lo que gustan los domingos en familia y el aperitivo con los amigos, y se te estropean porque ya no sabes ni qué comer!

Luego abres el móvil, ves las redes o noticias y tienes la cabeza hecha un lío por las contradicciones constantes con lo que se supone que hay que hacer:

- *Come cinco veces al día o come una.*
- *Ayuna, pero casi mejor que no, que es malo.*
- *Sigue estos cinco consejos y desinflámate para siempre.*
- *Nunca cometas estos tres errores.*
- *Come huevos, pero no demasiado que te dará un infarto.*

Y así, día tras día. Y ya no sabes qué hacer.

Pero ¿sabes qué?

No es tan complicado.

Conseguir instaurar las bases de una alimentación realmente saludable y antiinflamatoria es mucho más simple de lo que nos cuentan. Hay unas normas básicas que puedes aplicar cada día y son muy parecidas para todos nosotros: por algo somos todos de la misma especie humana.

Además, comer sano no tiene por qué ser aburrido. No tienes que pasar hambre. Ni comprar cosas raras ni hacer el pino mientras cocinas.

Blanca García-Orea, @blancanutri para los amigos y para un millón de personas más, tiene la capacidad de explicar de manera sencilla conceptos importantes y profundos. En este libro descubrirás de una manera visual y sencilla cómo puedes establecer de verdad una alimentación (y otros hábitos) que te permitirá ganar salud desde el primer día.

Se trata de hábitos de alimentación saludable definitivos y para toda la vida, pensados con el objeto de equilibrar tus hormonas, bajar grasa y aumentar músculo, tener una piel y un pelo bonitos, y vivir con más energía y mejor estado de ánimo. Todo eso lo conseguirás si haces caso de las recomendaciones de Blanca.

Y lo mejor es que, aunque lo que vas a leer es adecuado para ti y para toda tu familia para siempre más, no necesitas un año para conseguir resultados. **En pocas semanas**, incluso en días, **empezarás a notas los efectos beneficiosos del programa** que te propone Blanca.

La alimentación saludable y la optimización nutricional son una de las patas de la salud, pero por desgracia aún hay mucha confusión sobre este tema. Sería una fantasía que todas las personas, ya sea como tratamiento o prevención de problemas de salud, tomaran nota de lo que recomienda Blanca en este nuevo libro y que lo tomaran como una especie de manual básico para aprender a comer sano, por fin.

Adiós a las dietas de cajón. Adiós a complicados menús y a pasar hambre. Hola, Salud. Hola, Comida Rica. Hola, Energía y Sonrisas.

Gracias, Blanca. Ojalá que mucha gente te lea y empiece a cambiar de verdad y para siempre. Se salvarían muchas vidas y se evitaría mucho sufrimiento. Porque la inflamación no solo es una compañera de vida molesta, sino que encima da pie a múltiples enfermedades. Tú puedes evitarlas en gran medida si tomas acción.

Así que ya sabes. En tu mano está. Si no empezaste ayer a cuidarte... ¡empieza hoy! Los resultados llegarán mucho antes de lo que piensas y durarán para siempre si tomas nota y aplicas estas fantásticas enseñanzas.

Cuídate con Blanca, desde el amor por ti y tu cuerpo.

Dra. SARI ARPONEN
Médica internista, autora de *¡Es la microbiota, idiota!*

Introducción

Si estás leyendo estas líneas es porque por fin te has decidido a hacer el cambio. Bienvenido y enhorabuena, te estaba esperando.

He tenido miles de pacientes como tú, con los mismos síntomas, poca energía, desmotivación, irritación, mal humor sin sentido, que no logran bajar de peso, con ansiedad por comer todo el día, con la tripa hinchada, gases, digestiones pesadas, dolor de cabeza, dolor de regla y sofocos, entre otros muchos síntomas.

No es un camino fácil, pero la buena noticia es que, si sigues mi método, mi reto, solo necesitas **entre una semana y diez días para convencerte y empezar a notar cambios en tu cuerpo y en tu mente**. No quiero decir que vayas a conseguir todos tus objetivos en solo una semana, esto es una carrera de fondo, pero sí empezarás a experimentar cambios positivos desde la primera semana, que te van a ayudar a continuar. No hay nada más motivador que comenzar a ver resultados pronto.

A partir de aquí verás como tú únicamente vas a necesitar seguir estas pautas para encontrarte bien: tu cuerpo te lo va a pedir y ya no será tan difícil. Créeme, lo que más cuesta es empezar y mentalizarte, solo tienes que creer en ti, en que tu cuerpo puede cambiar, transformarse, en que tu mente va a poder con ello. Es más, te notarás de mejor humor, que los problemas no pesan tanto, conseguirás esa energía, esa motivación tan necesarias para no abandonar.

Olvídate del «no puedo», «no tengo tiempo»; son todo excusas. Sí puedes, sí tienes tiempo, solo necesitas hacerle un hueco a tu salud en tu apretada agenda. Y es que, como bien sabes, si no dedicas tiempo a cuidar de tu salud, después te hará falta cuidar tu enfermedad.

Si estás enfermo, también te animo a llevar a cabo el reto porque como te contaba en mi libro *Dime qué comes y te diré qué bacterias tienes* cuidar la microbiota y contar con una buena alimentación te ayudará a sobrellevar mejor la enfermedad porque te sentirás con más energía, absorberás mejor la medicación y, por lo tanto, tendrás una mejor calidad de vida.

Recuerda, **esto es un estilo de vida, no es una dieta** puntual. Como te decía al principio, es una carrera de fondo y son muchos conceptos que asimilar, así que quédate solo con lo necesario y ve poco a poco. Es imposible cambiarlo todo de golpe; de hecho, a mí me ha llevado años y aun así no lo hago todo perfecto. Tampoco hace falta que tú lo hagas todo perfecto, no quiero que percibas una sensación de culpa por no saber cuidarte o por mantener hábitos poco saludables. Todos hemos pasado por lo mismo y para eso estamos, para aprender día a día. Con que hagas un 50 por ciento de lo que te voy a explicar, notarás cambios increíbles.

Cuanto más rápido intentes perder peso, más se resistirá tu cuerpo. Lo que necesitas es una solución sostenible para mantener lo que ya has perdido. Piénsalo, el problema no es lo que marca la báscula, sino el estilo de vida. ¿Sabes? Me alegra decirte que estás en el lugar correcto.

En este libro vamos a poner en práctica todo lo necesario para cuidar nuestra microbiota y **empezar nuevos hábitos**, y **te daré pautas y consejos** útiles **para** que puedas **aplicarlos en tu día a día**.

CAPÍTULO 1

Inflamación

Es posible que pienses en la inflamación como ese proceso que se produce cuando nos doblamos el tobillo y enseguida aparece un edema y la zona se calienta. En efecto, eso es lo que conocemos como inflamación aguda y es muy necesaria, ya que se trata de un proceso que ayuda al cuerpo a defenderse frente a daños. Vamos, un mecanismo que pone en marcha los componentes necesarios para la reparación. Y es que, **sin inflamación, no hay curación**.

Sin embargo, el problema viene cuando este proceso se mantiene activo y se cronifica. Esto sucede porque el sistema está en alerta constante, aunque de forma imperceptible, y es lo que se llama inflamación crónica de bajo grado.

Esta va dañando el organismo poco a poco y es la antesala de lo que podría desembocar en una patología más grave. Aquí te dejo los síntomas más comunes de ambos tipos de inflamación.

SÍNTOMAS DE INFLAMACIÓN AGUDA

- calor
- dolor
- enrojecimiento
- hinchazón
- pérdida de función

SÍNTOMAS DE INFLAMACIÓN CRÓNICA (pueden variar de leves a severos y pueden durar meses o incluso años)

- fatiga constante
- insomnio
- depresión, ansiedad y otros trastornos del estado de ánimo
- problemas gastrointestinales como estreñimiento, diarrea, distensión abdominal, reflujo o acidez
- úlceras en la boca
- hipertensión
- aumento de peso
- infecciones frecuentes
- dolor articular o muscular, etc.

Como consecuencia, la inflamación crónica de bajo grado eleva el riesgo de sufrir enfermedades cardiovasculares, diabetes, cáncer, trastornos autoinmunes, depresión, enfermedades neurodegenerativas, osteoporosis, fibromialgia, etc. De hecho, se asocia con un mayor riesgo de mortalidad.

Como ves, para evitar que nuestro cuerpo llegue a estos extremos, la clave está en mejorar tu calidad de vida y llevar un estilo de vida antiinflamatorio **cuidando** principalmente la **alimentación**, el **ejercicio** y el **descanso**. En las próximas páginas te detallaré paso por paso cómo empezar a hacer el cambio.

¿Has cogido peso o te has inflamado?

Nuestro cuerpo está en equilibrio gracias al sistema inmunológico que nos lleva defendiendo de los peligros del planeta desde hace mucho tiempo: plagas, heridas, ataques de animales... y actualmente, de la comida ultraprocesada, el estrés, la falta de sueño, la falta de movimiento. Cuando te haces una herida, el sistema inmune hace todo lo posible por curarla y regenerar el tejido dañado. Pero ¿y si todos los días te haces la misma herida? ¿Y si esta se te abre cada dos horas? ¿Crees que tu cuerpo tendrá los recursos para sanarla siempre? ¿Se agotará o creará estrategias para que puedas vivir con esa herida constante?

Eso es lo que ocurre exactamente hoy en día. Dañamos nuestro cuerpo de manera constante y el sistema inmune nos va dando señales de ello, incluso a gritos, hasta que, cuando no puede más, decide adaptarse a la situación con un objetivo único, que sigas viviendo, aunque sea con una calidad un poco peor: inflamado/a, cansado/a o triste, pero vivo/a.

¿QUÉ PUEDE DAÑARNOS DE FORMA RECURRENTE?

- mala alimentación
- estrés continuo
- sedentarismo
- tabaco, alcohol, drogas
- mala gestión emocional
- falta de descanso

Si lo piensas, en la sociedad actual, estos factores están presentes en multitud de ocasiones en nuestro día a día. Soy consciente de que algunos de ellos son difíciles de controlar. Alguno estará pensando: «Ya, ¿y qué hago con el atasco que me encuentro todas las mañanas para ir al trabajo?». No digo que todo dependa de ti ni que tengas que cambiar toda tu vida de la noche a la mañana.

Sin embargo, creo que hay factores que ahora mismo sí están en tu poder: tú eliges cómo alimentarte, cuánto moverte y a qué hora te vas a dormir.

Estos precisamente son los tres factores que pueden catapultar tu salud. Con solo cambiarlos, notarás cambios enormes en tu cuerpo y en tu mente. Te digo más, durante las próximas semanas experimentarás cómo se siente tu cuerpo cuando le das lo que necesita, que el sistema inmune empieza a funcionar de manera correcta y que empiezas a deshincharte, a tener energía, a tener mejor humor...

¡Tu cuerpo funciona como debe!

Diferencia entre inflamación e hinchazón

Es muy frecuente confundir estos dos términos, sobre todo cuando nos referimos a síntomas digestivos.

Inflamación. Como te contaba anteriormente, en este proceso interviene el sistema inmunitario, ya que es el mecanismo de defensa que utiliza nuestro organismo ante un daño.

El problema no viene cuando hablamos de un proceso de reparación frente a una agresión puntual, sino de un daño permanente que mantiene activa la inflamación hasta el punto de volverse crónica. Esto implica que el sistema, en alerta constante, aunque imperceptible, derive en la **«inflamación crónica de bajo grado»**, que va dañando al organismo poco a poco y representa la antesala de lo que podría ser una patología más grave.

Hinchazón. La hinchazón o distensión abdominal suele estar vinculada a un problema digestivo que tiene que ver con la falta de ácido en el estómago o con el exceso de fermentación en el intestino, que produce gases, eructos o flatulencias. Puede deberse a algo tan sencillo como comer en exceso o a otras causas, como el intestino irritable, tener alguna intolerancia (a la lactosa, fructosa o sorbitol), sobrecrecimiento bacteriano o cualquier alteración en la microbiota.

En definitiva, **es importante que sepas que podemos tener inflamación y no hinchazón y podemos estar hinchados, pero no inflamados**.

¿Por qué se me hincha la tripa?

La distensión abdominal puede estar provocada por diferentes causas. La más frecuente está relacionada con una producción excesiva de gas en el tracto digestivo debido a una fermentación. Esta se puede producir por varios motivos, con origen en el estómago o en el intestino, y empeoran con los malos hábitos alimentarios, el estrés, un mal descanso, poco movimiento o la desincronización de los ritmos circadianos. Esto no solo se traduce en la hinchazón, sino que también puede generar intolerancias alimentarias, estreñimiento o diarreas, reflujo, colon irritable o desequilibrio de la microbiota intestinal entre otros. Las principales situaciones que la causan son:

- La deglución de aire en exceso: consumir chicles, consumir bebidas carbonatadas, comer rápido, beber líquidos con pajita, masticar con la boca abierta o hablar mientras se come.
- Malos hábitos al comer: es importante no comer de pie, relajarse, masticar bien para poder activar el proceso digestivo y que la digestión sea más fácil, y no beber excesiva cantidad de líquidos durante las comidas.
- Estreñimiento: cuanto más tiempo se mantengan las heces dentro de nuestro intestino, más aumentará la fermentación intestinal y, por tanto, esto hará que tengamos más acúmulo de gases y distensión abdominal. ¿Sabías que puedes estar estreñido y, sin embargo, ir todos los días al baño? Si necesitas hacer esfuerzos para comenzar o terminar la evacuación, si las deposiciones son duras y como bolitas de cabra o si al defecar no nos quedamos con sensación de vacío, sufres estreñimiento.
- Hipoclorhidria o baja acidez en el estómago: gastritis, helicobacter pylori, etc.
- Problemas con la vesícula biliar y la degradación de bilis: normalmente sucede cuando notas la digestión lenta al consumir grasas.
- Comes demasiadas veces al día y no se activan los mecanismos de autolimpieza del intestino.
- Exceso de bacterias en el intestino: si padeces SIBO o IMO (sobrecrecimiento bacteriano o metanogénico en el intestino delgado) o LIBO (en el intestino grueso).
- Tomas edulcorantes (sorbitol, xilitol, etc.) o ultraprocesados en exceso.

Además, hay que tener en cuenta cuándo aparecen los síntomas y la hinchazón para saber dónde radica el problema. Si aparecen menos de 30 minutos después de comer, es posible que se origine en el **estómago**.

Sin embargo, si aparecen más de 30 minutos después de comer, es más probable que los gases y la hinchazón tengan su origen en el **intestino delgado o grueso**. Vamos a desarrollarlo un poco más.

ESTÓMAGO: HIPOCLORHIDRIA O FALTA DE ACIDEZ

La hipoclorhidria es una condición en la cual el estómago no produce suficiente cantidad de ácido clorhídrico, esencial para una digestión adecuada y la absorción de ciertos nutrientes, además de actuar como barrera con las bacterias y microorganismos que entran en el sistema digestivo a través de los alimentos o de la respiración.

Sin ácido clorhídrico suficiente, las proteínas pasarán al intestino delgado sin transformarse, por lo que generarán putrefacción. Por otro lado, los hidratos de carbono tampoco se transformarán y, por tanto, tendrán una mayor probabilidad de fermentación. Tanto la fermentación como la putrefacción provocadas por una digestión inadecuada generan hinchazón, estreñimiento o diarrea y sobrecarga hepatobiliar.

Tampoco se asimilan bien nutrientes básicos ni minerales como el hierro, el calcio, el zinc o el magnesio, ni se crea la vitamina B12.

SÍNTOMAS DE LA HIPOCLORHIDRIA

- digieres mal las proteínas (como, por ejemplo, las de la carne roja)
- digestiones lentas o pesadas («Como poco y enseguida me lleno»)
- reflujo ácido, acidez, dolor de estómago, náuseas
- mal aliento
- gases o eructos justo tras la comida
- te hinchas justo después de las comidas
- cansancio
- debilidad muscular
- caída del pelo y uñas quebradizas (por la deficiencia de vitaminas)
- anemia
- entrenas mucho, pero no ves un aumento de la masa muscular
- estreñimiento (el ácido del estómago facilita el movimiento intestinal)

CAUSAS DE LA FALTA DE ÁCIDO EN EL ESTÓMAGO:

- estrés crónico
- toma continuada de antiácidos como el omeprazol
- infección por Helicobacter pylori
- toma continuada de antiinflamatorios no esteroideos
- trastornos del sueño (apnea)
- cirugías
- gastritis
- consumo de alcohol o tabaco

¿CÓMO AUMENTAR LA ACIDEZ DEL ESTÓMAGO?

- Evita el consumo de líquidos durante la comida porque el agua diluye la concentración de los ácidos en el estómago. No tomes agua ni infusiones ni café de postre, mejor entre comidas.
- Toma un chupito de vinagre de manzana sin filtrar (beneficios del vinagre, p. 73) justo antes de las comidas: 1 cucharada de vinagre diluida en 2-3 dedos de agua. No recomendado con úlceras gástricas, con reflujo severo o esofagitis. En estos casos, es mejor tratar la mucosa primero.
- Toma zumo de limón antes de cada comida.
- Incorpora alimentos amargos como el hinojo, el jengibre, diente de león, comino, menta (en alimento o como infusión en ayunas).

GASES A NIVEL INTESTINAL

Si comes con mucha frecuencia, no dejarás que se active el «complejo motor migratorio» o nuestro **sistema de autolimpieza intestinal**, que es el que te ayudará a limpiarte de los restos de la digestión anterior y te ayudará a liberarte de los gases, hinchazón y malas digestiones. Este se activa cada vez que espacias las comidas unas 4 horas. La falta de limpieza intestinal (junto con otras causas) podría provocar un sobrecrecimiento excesivo de bacterias en el intestino delgado (puedes ver más sobre SIBO en las pp. 288 -299), un desequilibrio en la microbiota del intestino grueso (presencia de parásitos, hongos, bacterias, etc.), celiaquía...

También es posible que la tripa se te hinche por cuestiones puramente hormonales.

¿POR QUÉ SE ME HINCHA LA TRIPA EN LA MENOPAUSIA?

Es posible que durante la menopausia sientas un aumento de la hinchazón abdominal causada por fluctuaciones hormonales, en particular por la **disminución de estrógeno y progesterona**, ya que los estrógenos juegan un papel clave en la disminución de la inflamación y en el funcionamiento del metabolismo.

Durante esta etapa, el metabolismo tiende a ralentizarse, por lo que facilita también la acumulación de grasa visceral en el abdomen que también libera sustancias que agravan la inflamación general. Además, esta hinchazón suele ir acompañada de otros síntomas, como sensación de pesadez tras las comidas, gases, estreñimiento y retención de líquidos.

Uno de los hábitos más importantes que debes incorporar en esta etapa es el ejercicio de fuerza para conseguir que aumente la testosterona, porque a partir de ella tu cuerpo será capaz de fabricar estrógenos, lo que reducirá los síntomas típicos de la disminución de esta hormona, como el aumento de peso, los sofocos, la osteoporosis o los problemas cognitivos.

FACTORES QUE AGRAVAN TODOS LOS SÍNTOMAS

- no descansar
- no hacer ejercicio
- estrés crónico
- exposición a disruptores endocrinos (ver p. 53)
- consumo de azúcares y ultraprocesados
- consumo de alcohol y tabaco
- consumo excesivo de cafeína o excitantes
- exposición a la luz artificial. Uso excesivo de pantallas o falta de oscuridad durante la noche que interferirán en la producción de melatonina

CÓMO MEJORAR LA HINCHAZÓN

- entrenamiento de fuerza regular
- sueño reparador
- control y buena gestión del estrés
- alimentación antiinflamatoria
- evitar comer ultraprocesados
- regular los ritmos circadianos
- evitar la exposición a disruptores endocrinos

RECOMENDACIONES NUTRICIONALES

- lino, sésamo soja
- miso, yogur de soja, nato
- alimentos fermentados: kéfir de agua, kéfir de cabra u oveja, yogur, queso
- omega-3 (ver p. 82)
- crucíferas (brócoli, coliflor, rúcula, etc.)
- frutas del bosque
- infusiones de cúrcuma, jengibre (ver pp. 86-87)
- almidón resistente (ver p. 72)

¿POR QUÉ SE ME HINCHA LA TRIPA CON EL SÍNDROME PREMENSTRUAL O DURANTE LA REGLA?

Es posible que unos días antes de la menstruación o durante el ciclo menstrual tengas sensación de inflamación general en diversas partes del cuerpo. Esto se debe a los cambios hormonales —**el aumento de los estrógenos y la progesterona**— que pueden hacer que tengas síntomas como dolor abdominal, digestión lenta, sensibilidad e inflamación en las mamas, retención de líquidos, más tendencia al estreñimiento o la diarrea, dolor de cabeza y, además, tengas más ansiedad por comer dulces o hidratos de carbono.

Cuando hay una alta concentración de estrógenos, disminuye la concentración de serotonina (conocida como la hormona de la felicidad y la relajación) y el cuerpo pide comer más alimentos dulces y carbohidratos refinados porque comer esto hace que suba de forma instantánea la **dopamina**, que va a generar esa sensación de recompensa, motivación y placer. El problema es que esa sensación placentera solo dura un rato y vas a necesitar tomar más cantidad para volver a sentir lo mismo.

Esto sucede porque cuando tomas dulces, aumenta la insulina y esta permite que en el cerebro entre el triptófano, se convierta en 5-Hidroxitriptófano y luego en serotonina. Por tanto, es más rápido aumentar la serotonina a través de los azúcares que producirla.

FACTORES QUE AGRAVAN LOS SÍNTOMAS

- no descansar
- no hacer ejercicio
- estrés crónico
- trigo y derivados
- exposición a disruptores endocrinos (ver p. 53)
- consumo de azúcares y ultraprocesados
- consumo de alcohol y tabaco
- lácteos de vaca y derivados

- consumo excesivo de cafeína o excitantes
- exposición a la luz artificial. Uso excesivo de pantallas o falta de oscuridad durante la noche que interferirán en la producción de melatonina

CÓMO MEJORAR LA HINCHAZÓN

- entrenamiento de fuerza regular
- sueño reparador
- control y buena gestión del estrés
- alimentación antiinflamatoria
- evitar comer ultraprocesados
- regular los ritmos circadianos
- evitar la exposición a disruptores endocrinos

RECOMENDACIONES NUTRICIONALES

- kéfir de cabra u oveja
- 15 arándanos al día
- lino, sésamo
- espelta, centeno, trigo sarraceno
- crucíferas (brócoli, coliflor, rúcula, etc.)
- frutas del bosque
- infusiones de cúrcuma, jengibre (ver pp. 86-87)

En los siguientes capítulos encontrarás más tips para mejorar todos estos síntomas.

Los consejos que doy en este libro te ayudarán a llevar mucho mejor el proceso de mejorar tu salud y tu vida. Lo que sí te adelanto es que

¡mejorar la inflamación es la clave!

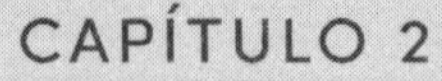

CAPÍTULO 2

Hábitos inflamatorios

Ahora vamos a desgranar uno a uno los hábitos que promueven la inflamación e hinchazón.

Comer a todas horas

¿Sabes que si comes a la misma hora cada día siempre tendrás hambre a esa misma hora?

Es como si justo en ese instante estuviésemos hambrientos porque es a lo que está acostumbrado el cuerpo. Si te observas, te darás cuenta de que no es hambre intrínseca porque, si logras dejar pasar un rato sin comer nada, muchos decimos: «Se me ha pasado la hora de comer y se me ha quitado el hambre».

Esta hambre desatada también puede aparecer en las horas entre comidas. La cuestión es..., ¿es realmente hambre o solo apetito? Veamos en qué se diferencian:

Hambre: cuando tienes hambre eres capaz de comer «casi» cualquier cosa que te pongan delante. El hambre real se conforma con cualquier alimento, no es selectivo.

Apetito: surge de forma repentina, casi siempre unido a una emoción y es muy selectivo. Es un deseo que fija su atención, por ejemplo, en una pieza de bollería, un trozo de pizza, unas palomitas... No admite alternativas que podrían ser mucho más saludables y tampoco aparece la sensación de saciedad.

¿CUÁNTAS COMIDAS HACER AL DÍA?

Uno de los puntos fundamentales que nuestro sistema digestivo no entiende es por qué tenemos que comer de manera constante, y la respuesta a la incoherencia son los síntomas de hinchazón, gases, inflamación, etc.

Si revisamos la fisiología de nuestro tubo digestivo, debemos señalar un mecanismo importante que se llama «complejo motor migratorio». Son unas contracciones o movimientos que se producen en el intestino delgado y que nos ayudarán a deshacernos de las bacterias y de los restos de alimentos de la digestión anterior; es decir, actúan como un camión de la basura que se activa cada vez que acabamos de comer y nos ayuda a limpiar el tubo digestivo. Para completar este proceso de limpieza, necesitamos entre 4 y 5 horas de ayuno entre comidas.

Así, expulsa estos restos hacia el intestino grueso para que el delgado quede lo más limpio posible. De lo contrario, las bacterias tendrían alimento suficiente en el intestino delgado para subsistir, reproducirse y colonizar la mucosa intestinal, produciendo así un sobrecrecimiento de bacterias, hinchazón, gases, digestiones pesadas, etc.

Ya ves que no hace falta que comas continuamente o cada 2 horas; no es una norma, todo lo contrario. Lo ideal es que comas cuando tengas hambre y, a ser posible, no muy seguido, como te comentaba antes.

Es cierto que hay personas que pueden beneficiarse de hacer más comidas al día (4 o 5), según su situación o patología, pero, por lo general, no es normal comer solo porque lo diga el reloj.

Comer más de lo que necesitas. El déficit calórico

El déficit calórico es básicamente comer menos de lo que gastas. De esta manera tu cuerpo va a tirar de las reservas de grasa para obtener energía.

Este es necesario si nuestro objetivo es lograr perder grasa sin perder masa muscular, pero no es lo único. Para conseguir nuestro cometido, debemos centrarnos en tres aspectos fundamentales:

- Llevar una alimentación con **suficiente** cantidad de **proteína**, así podremos aumentar la saciedad y, por tanto, mantener el déficit calórico.
- Bajar la cantidad de **hidratos de carbono** en la dieta.
- Aumentar las **grasas buenas** en su justa medida.

En este sentido, el **entrenamiento de fuerza** es fundamental para ayudar a la pérdida de grasa, reducir la pérdida muscular y que, además, sus beneficios duren en el tiempo.

Si experimentas un estancamiento de peso, es posible que estés comiendo más de lo que necesitas. Para cerciorarte de que estás dentro de las calorías y macronutrientes (proteínas, grasas y carbohidratos) recomendados, te aconsejo que peses y apuntes durante dos días todo lo que comas, además de las calorías que contienen. A veces pensamos que la comida sana no engorda, pero también tiene muchas calorías, como todo lo que ingerimos, aunque estas no inflamen y sean saludables.

Si estás dentro de las calorías adecuadas según tu tasa metabólica basal, entonces recorta unas 200-300 al día durante 1 semana y evalúa los cambios.

LA TASA METABÓLICA BASAL

La **tasa metabólica basal** se refiere a la cantidad mínima de energía que nuestro cuerpo consume en un estado de reposo para realizar funciones vitales. Para calcularla, podemos utilizar las siguientes fórmulas:

> HOMBRES = (10 x peso en kg) + (6,25 x altura en cm) – (5 x edad en años) + 5
>
> MUJERES = (10 x peso en kg) + (6,25 x altura en cm) – (5 x edad en años) – 161

Una vez calculado, debemos multiplicar la cifra por un valor u otro **en función del nivel de actividad física** que se realice, y así obtener el gasto energético diario:

- poco o nada de ejercicio: 1,2
- poco ejercicio (1-3 veces por semana): 1,375
- ejercicio moderado (3-5 veces por semana): 1,55
- ejercicio intenso (6-7 veces por semana): 1,75

Una vez sabemos el gasto energético diario, solo debemos **restarle entre 300-500 calorías** para establecer el **déficit calórico**.

Una mujer de **40 años, 80 kg y 1,6 m** de altura tiene una tasa metabólica basal de 1.439 kcal. Teniendo en cuenta que hace ejercicio 2 veces a la semana, su gasto energético diario sería de 1.979 kcal.

El objetivo de esta mujer es perder grasa, por lo que, además de ajustar los macronutrientes que consuma, debe **crear un déficit calórico**, por lo que tendrá que **consumir entre 1.480-1.680 kcal al día**.

CALCULA TU DÉFICIT CALÓRICO		
GÉNERO	EDAD	PESO EN kg
□ Masculino □ Femenino		
ALTURA EN cm	TIPO DE ACTIVIDAD	
	□ poco o nada de ejercicio: **1,2** □ poco ejercicio (1-3 veces por semana): **1,37** □ ejercicio moderado (3-5 veces por semana): **1,55** □ ejercicio intenso (6-7 veces por semana): **1,75**	

CALCULA AQUÍ TU TASA METABÓLICA BASAL		
GÉNERO	ACTIVIDAD FÍSICA	RESULTADO
□ HOMBRES = (10 x peso en kg) + (6,25 x altura en cm) – (5 x edad en años) + 5= □ MUJERES = (10 x peso en kg) + (6,25 x altura en cm) – (5 x edad en años) – 161=	Ahora multiplícalo por tu nivel de actividad física: □ poco o nada de ejercicio: 1.2 □ poco ejercicio, 1-3 veces por semana: 1.375 □ ejercicio moderado, 3-5 veces por semana: 1.55 □ ejercicio intenso, 6-7 veces por semana: 1.75	**X = gasto energético diario** Ahora **debemos restarle** entre **300-500 kcal** para establecer un déficit calórico. □ - 300 = □ - 500=
Debes consumir entre____y____kcal al día para estar en déficit calórico.		

A la hora de hacer un seguimiento, es importante tener en cuenta que **el peso que muestra la báscula no es una medida precisa** del progreso, especialmente a corto plazo.

Durante el día y a lo largo del ciclo menstrual, es común experimentar **fluctuaciones normales** en el peso debido a factores como la retención de líquidos, cambios hormonales y la regularidad intestinal. Además, es posible que estemos **ganando masa muscular y perdiendo grasa** sin que esto se refleje en una disminución del peso.

Más allá del número que ponga en la báscula, **existen indicadores más fiables, como tomarnos las medidas del cuerpo y cómo nos sienta la ropa**. Estos pueden ofrecer una perspectiva más precisa de nuestro progreso hacia una **mejor composición corporal**.

LAS MEDIDAS CORPORALES

Las mediciones corporales más importantes que tener en cuenta para evaluar nuestra composición corporal son **el perímetro de la cintura, el perímetro de la cadera y el índice de cintura-cadera**.

El perímetro de la cintura se debe medir justo por **debajo de la última costilla o 2 cm por encima del ombligo** aproximadamente. Para realizarlo, simplemente necesitamos una cinta métrica y, a ser posible una persona, que nos ayude para asegurarnos de que la cinta esté recta.

Se recomienda tomar las medidas a primera hora de la mañana para evitar falsear el resultado por hinchazón abdominal o tras las comidas copiosas.

Sus valores deben ser: mujeres < 88 cm; hombres < 102 cm

El perímetro de cadera debe medirse con los pies separados al ancho de las caderas, preferiblemente en ropa interior o mallas ajustadas. Coloca la cinta métrica alrededor de la parte con mayor perímetro incluyendo los glúteos. También es recomendable contar con la ayuda de alguien para que compruebe que la cinta está bien colocada.

El índice cintura-cadera es un valor que indica el riesgo de padecer enfermedades cardiovasculares.

Se calcula dividiendo el perímetro de la cintura entre el de la cadera.

Sus valores deben ser: **mujeres < 0,8; hombres < 1**

No moverse

Nuestro cuerpo no entiende que no nos movamos. Es necesario hacer ejercicio cardiovascular como andar, correr, bicicleta... y combinarlo con ejercicios de fuerza (yoga, pilates, barre, musculación, etc.), sobre todo con peso.

A nivel mental y evolutivo, el estrés que existía tenía que ver con peligros como pueden ser un depredador o una necesidad como comer y/o beber, y estas situaciones siempre se resolvían con el movimiento. Sin embargo, ahora sufrimos estrés crónico moderno: pagar la hipoteca, malas relaciones de trabajo, familia, pareja, etc. y nos movemos menos que nunca. Por eso tendemos más a sufrir ansiedad, depresión, colon irritable, insomnio...

A nivel físico, cuanto menos te muevas, menos energía tendrás, te sentirás más cansado, débil... porque no movernos hace que la glucosa en sangre se procese peor.

¿A qué me refiero con esto último? Cuando comemos, en especial carbohidratos como la pasta, pan o arroz, la glucosa entra en el cuerpo e inunda nuestras células, pero si nos movemos, esa glucosa se aprovecha para proporcionar combustible a nuestros músculos en funcionamiento en vez de acumularse y quedarse almacenada en el hígado, en los músculos y en la grasa, y generar inflamación.

Por ejemplo, si caminamos 10 minutos después de comer, nuestros músculos consumirán casi toda la glucosa y no se acumulará ni provocará un pico que nos haga tener síntomas no deseables. Es cierto que el simple hecho de hacer algo de ejercicio no va a contener el pico de glucosa elevado por completo, pero ayudará a reducirlo. Por eso, para evitarlo es importante que unas el movimiento con una alimentación adecuada.

Si mantenemos el músculo activo hasta una hora después de comer, que es cuando la glucosa llega al máximo, prácticamente no necesitaremos insulina para absorber la glucosa y, por tanto, el pico que se genere será menor.

Si eres de los que sienten **somnolencia o mucho cansancio después de comer**, verás que movilizar el cuerpo en este momento te ayudará a combatirlos y estar más despierto.

Por otro lado, ganar **masa muscular** también desempeña un **papel fundamental en el mantenimiento del peso y en la salud metabólica**.

Esto sucede porque al ganar masa muscular, aumenta la tasa metabólica basal, lo que significa que el cuerpo quema más calorías en reposo, y eso nos interesa. Durante el ejercicio, los músculos demandan más energía, lo que contribuye a la quema de calorías y al mantenimiento de un balance energético favorable. Además, como el músculo es un sitio importante que almacena y utiliza la glucosa, el ejercicio de fuerza y el desarrollo muscular mejoran la sensibilidad a la insulina. Cuanto mayor sea esta última, más fácil le resultará a nuestro cuerpo regular los niveles de glucosa en sangre, por lo que se reduce el riesgo de sufrir resistencia a la insulina y diabetes tipo 2.

BENEFICIOS METABÓLICOS ADICIONALES

- La ganancia muscular puede ayudar a mejorar la composición corporal al reducir la proporción de grasa corporal y aumentar la masa muscular.
- Un mayor músculo aumenta la capacidad funcional y la calidad de vida, ya que facilita realizar actividades diarias y reduce el riesgo de sufrir lesiones.
- El entrenamiento de fuerza y resistencia también promueve la salud ósea y disminuye el riesgo de sufrir osteoporosis con el tiempo.

BENEFICIOS DEL EJERCICIO CARDIOVASCULAR

- ¿Quieres aumentar el gasto calórico? Entrena cardio.
- ¿Quieres reducir el estrés y la ansiedad? Entrena cardio.
- ¿Quieres mejorar tu sistema inmune? Entrena cardio.
- ¿Quieres mejorar la calidad del sueño? Entrena cardio.
- ¿Quieres aumentar la resistencia? Entrena cardio.
- ¿Quieres regular la glucosa en sangre y mejorar la sensibilidad a la insulina? Entrena cardio.
- ¿Quieres mejorar la salud cardiovascular? Entrena cardio.

BENEFICIOS DEL EJERCICIO DE FUERZA

- ¿Quieres perder grasa? Entrena fuerza.
- ¿Quieres ganar masa muscular? Entrena fuerza.
- ¿Quieres mejorar tu sistema inmune? Entrena fuerza.
- ¿Quieres mejorar tu metabolismo? Entrena fuerza.
- ¿Quieres regular la glucosa en sangre? Entrena fuerza.
- ¿Quieres regular el colesterol? Entrena fuerza.
- ¿Quieres tener huesos fuertes? Entrena fuerza.

Un exceso de insulina hace que se **pierda** la capacidad para **quemar grasas**. Además, hace que los ovarios produzcan más cantidad de testosterona, se obstaculiza la conversión de hormona masculina en femenina que se produce de manera natural y, por tanto, puede que haya **mayor tendencia al acné, calvicie, a que salga vello en sitios donde no toca**.

¿CÓMO SÉ SI LO ESTOY HACIENDO BIEN?

Si aguantas **al menos 4 horas entre cada comida**, sabes que lo estás haciendo bien.

Quiere decir que estás consumiendo suficiente cantidad de proteína, grasas de calidad y fibras en cada comida y por tanto, esto te aporta saciedad para aguantar más horas sin depender de la comida, con más energía y la glucosa regulada.

TRUCOS PARA MEJORAR LA ANSIEDAD POR LA COMIDA

Para reducirla, lo más importante es controlar el **pico de glucosa** que se puede producir cuando comemos. Aquí te doy unas pautas que te pueden ayudar:

- **Desayuna salado**: regular la glucosa desde primera hora de la mañana es clave y te hará no depender de la comida constantemente.
- **Espacia las comidas**: mantén unas 4-5 horas de ayuno entre cada una de ellas. El mejor indicador de que lo estás haciendo bien es no sentir hambre en al menos 4 horas.
- **Incluye fibra (vegetales, proteína y grasas buenas** en cada comida): estos nutrientes son los que te harán sentir más saciado porque ralentizan el vaciado gástrico.
- **Chupito de vinagre de manzana** antes de las comidas (más adelante te explico). Te puede ayudar a regular la glucosa.
- **Picoteo salado**: si necesitas picar entre horas que sea salado, no dulce.
- **Muévete**: esto es importante a cualquier hora, pero en especial hasta 1 hora después de comer, intenta moverte al menos 10-15 minutos.

¿Por qué el desayuno es importante?

Después de un ayuno largo por la noche, el estómago está vacío y todo lo que le llegue lo digerirá muy rápido, así que es el momento en que nuestro cuerpo va a estar más sensible a la glucosa. Por eso, es el peor momento para tomar malas decisiones alimentarias, porque hacer mal el desayuno nos hará sufrir más picos de glucosa durante todo el día. Esto significa que es más probable que, si desayunas dulce, tengas más ansiedad/antojos en la tarde-noche.

Normalmente hay que aumentar la cantidad de proteína en este momento del día para estar saciados unas 4-6 horas.

Antes de pasar a otro de los hábitos inflamatorios,

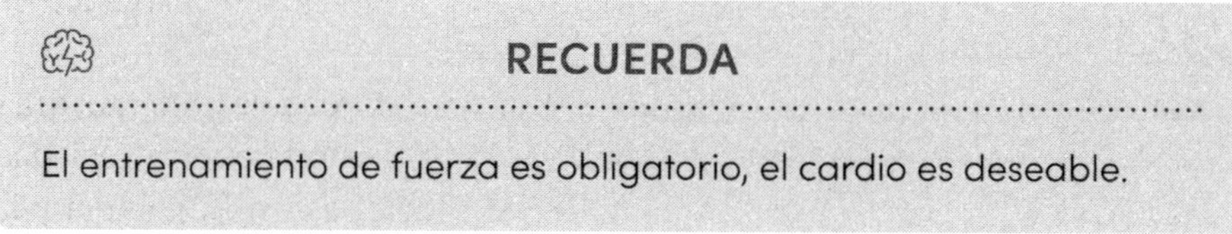

Lo ideal para la mayoría de los casos sería combinar ambos tipos de entrenamiento de esta manera:

- 3-4 sesiones de fuerza a la semana
- 1-2 sesiones de cardio a la semana

Si no dispones de tanto tiempo, prioriza siempre el entrenamiento de fuerza.

De todas formas, también es importante considerar tus preferencias, así que elige la actividad que te guste y con la que puedas ser constante.

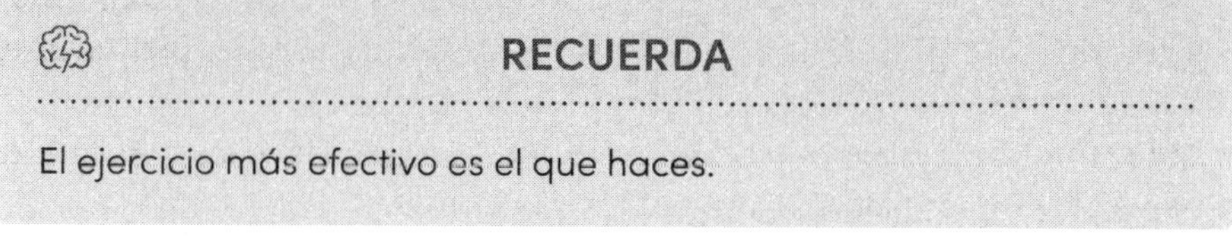

Ritmos circadianos descompensados

Como seres humanos, repetimos varias actividades a lo largo del día como comer, dormir o estar despierto a unas horas determinadas, por lo que podríamos decir que nuestros hábitos diarios están directamente influenciados por factores como la luz solar y la temperatura.

El ritmo circadiano es el ciclo de aproximadamente 24 horas que regula los procesos biológicos del cuerpo, incluido el sueño y la vigilia. Por eso mantenerlo equilibrado es fundamental para preservar nuestro sistema inmune y nuestra salud en general. Solo debemos cuidar nuestros **hábitos de sueño, luz, alimentación, ejercicio y mantener a raya el estrés**.

Sin embargo, el desajuste de nuestros ritmos circadianos nos llevará a una mayor alteración en la respuesta inflamatoria y, por tanto, estaremos más predispuestos a sufrir enfermedades autoinmunes, alergias y seremos más susceptibles a las infecciones. También va a interferir en el descanso, el apetito, el estado de ánimo, la memoria y los problemas digestivos. Además, la desregulación de los ritmos circadianos se asocia con alteraciones en la salud hormonal y en la función menstrual en mujeres.

Como te acabo de comentar, los ritmos circadianos tienen un impacto muy importante en el sistema inmune. Este es un conjunto de células, tejidos y órganos que nos protege de infecciones, de posibles agentes extraños que entren en nuestro organismo como los virus, las bacterias, los parásitos, etc., y de posibles enfermedades.

Durante el día, cuando estamos expuestos a la luz solar, nuestro sistema inmune se encuentra en un estado de alerta más elevado y está preparado para identificar y combatir posibles patógenos agresores. En cambio, por la noche, cuando hay oscuridad y estamos en reposo, es cuando el sistema inmune reduce su actividad. Este cambio es bueno y permite mantener una mejor función inmunológica durante más tiempo, puesto que favorece la reparación y el descanso del organismo durante la noche para afrontar los desafíos del día.

¿QUÉ ALTERA NUESTROS RITMOS CIRCADIANOS?

- cambios en el horario de sueño (viajes, trabajo nocturno, cambio frecuente de horario laboral)
- sedentarismo
- estrés crónico
- mala alimentación
- consumo de alcohol o tabaco
- exposición a la luz artificial (el uso excesivo de pantallas o la falta de oscuridad durante la noche interfieren en la producción de melatonina)

¿CÓMO SÉ SI TENGO UN DESAJUSTE DE LOS RITMOS CIRCADIANOS?

- te cuesta conciliar el sueño
- te sientes cansado a lo largo del día
- experimentas muchos cambios de estado de ánimo

PAUTAS QUE NOS AYUDAN A REGULAR LOS RITMOS CIRCADIANOS

- Exponte a la luz natural durante el día, especialmente durante la mañana.
- Practica ejercicio de forma regular y, a ser posible, evítalo en las horas muy cercanas al momento de dormir para que no interfiera en el descanso.
- Incluye alimentos ricos en proteínas en el desayuno (huevo, frutos secos, jamón de calidad, lácteos naturales, pescado de calidad en conserva).
- Reduce al mínimo el uso de estimulantes: café, té, mate, chocolate.
- Duerme entre 6-9 horas al día en un ambiente oscuro y silencioso.
- Evita usar dispositivos electrónicos al menos 1 h antes de acostarte.
- Si es posible, la temperatura de la habitación debe de estar entre 15 y 20 °C.
- En verano, date una ducha templada 30 minutos antes de acostarte.
- En invierno, date una ducha caliente 30 minutos antes de acostarte.
- Reduce el estrés mediante técnicas de relajación, meditación, mindfulness y también con actividades que te aporten bienestar, como escuchar música, leer, realizar actividades creativas y pasar tiempo con los seres queridos.

PAUTAS PARA PERSONAS CON TRABAJOS CON TURNOS PARTIDOS

Sabemos que el trabajo en turno partido y el desfase horario alteran los ritmos circadianos y un montón de genes que nuestro cuerpo necesita para mantenerse, repararse y protegerse contra cualquier tipo de enfermedad.

Además, la privación del sueño afecta a la elección de los alimentos que ingerimos. Seguro que alguna vez has salido de fiesta y has dormido 2 o 3 horas y, cuando te has levantado, lo único que te pide el cuerpo son hidratos de carbono refinados (pasta, pan blanco, bollería industrial...). Esto sucede porque, cuando estamos más cansados, necesitamos comer de manera constante productos que nos hagan recuperar la energía con rapidez (azúcares, harinas refinadas, etc.), aunque esta sensación solo es momentánea, porque al rato necesitarás volver a comer para que la energía aumente de nuevo.

En el caso de que tengas turno de noche y para evitar estos altibajos podemos hacer varias cosas:

1. Es importante hacer una cena rica en proteína, grasas de calidad e hidratos de liberación lenta antes del turno para sentirte saciado y con energía. Debe incluir: 150-200 g de verduras, unos 20-30 g de proteína en forma de carne, pescado, huevo o tofu y, si quieres, añade hidratos de liberación lenta como la quinoa, el trigo sarraceno o el cereal integral (por ejemplo, con pan de calidad). También puedes añadir grasa: aceite de oliva virgen extra, frutos secos, queso, aguacate, 10 g de chocolate de más del 85 % y fruta.
2. Evita comer nada entre esa cena saciante y las 6-7 am. En caso de tener hambre, opta por alimentos ricos en proteína como puede ser una tostada de jamón con queso, huevos duros, yogur de proteína (natural) con frutos secos u otros alimentos que te gusten.
3. Mantenerte bien hidratado es fundamental. Escoge agua mineral natural con un mínimo de 190 mg/l de residuo seco (puedes consultarlo en la etiqueta de la propia botella). De esta manera, te aseguras de que el agua que bebes te aporta minerales. En general, evita aguas de mineralización muy débil (hasta 50 mg/l de residuo seco).
4. Puedes complementarlo con agua con gas, infusiones o caldo vegetal o de huesos. También, si es posible, evita tomar cafeína durante el turno de noche porque beberla en exceso puede provocar deshidratación y fatiga.
5. Cuando termines el turno por la mañana, intenta hacer un entrenamiento y luego tomar un desayuno saciante para que el hambre no te despierte.

Descanso

Como sabes, hay mil razones y beneficios para dormir bien por la noche, pero si tienes sensibilidad a la glucosa, diabetes o hambre continua, este apartado te interesará aún más. **Dormir poco afecta a:**

- **cuánto comerás**
- **qué comerás**
- **cómo responderás a la insulina y a tu salud mental**

Si duermes mal o poco, te notarás más ansioso, probablemente por el ansia de dulces porque se desregula la glucosa, y también sentirás menor sensación de saciedad. Necesitarás tirar de alimentos ultraprocesados (bollos, galletas, etc.) porque estos aportan energía rápida y nos hacen sentir bien durante un breve periodo de tiempo, aproximadamente una hora. Después, volverás a sentir el bajón y todos los síntomas de la desregulación del azúcar: hambre constante, antojos, cansancio, debilidad, ansiedad, irritabilidad, dormir mal, etc.

En cambio, un sueño adecuado cada noche (6-7h) se asocia a unos niveles más bajos de glucosa en sangre tras la ingesta de una comida, lo que se traduce en sentir menos ansiedad por comer.

Sin embargo, a lo mejor también te ocurre que duermes muchas horas al día, pero que en realidad no descanses. Aquí entra en juego tener una buena alimentación, un pilar básico para nuestro sueño de calidad. Además, no solo es importante qué comemos, sino a qué hora por lo que comentábamos antes de mantener los ritmos circadianos regulados.

En humanos, durante las horas de luz es cuando se debería producir la ingesta de alimentos, ya que es nuestra fase activa. Sin embargo, en las horas de oscuridad es cuando descansamos y se debería producir el ayuno, ya que no ingerir nada en unas 12 horas permite descansar a nuestro intestino y que se activen todos los mecanismos de reparación por la noche.

ALIMENTOS QUE HAY QUE EVITAR PARA TENER UN BUEN DESCANSO

- café, té, bebidas energéticas: la cafeína hace efecto rápido en el momento de la ingesta, pero está activa en nuestro cuerpo durante mucho más tiempo. De hecho, a las 6 horas de tomar un café, el 50 por ciento de la cafeína seguirá presente en nuestro organismo y 12 horas después, aún nos quedará un 25 por ciento, aunque no todo el mundo procesa la cafeína de la misma manera: hay personas que son metabolizadores rápidos y que la eliminan más deprisa y existen los metabolizadores lentos, que pueden tardar más tiempo. Si duermes mal y sueles tomar café, prueba a quitarlo de tu dieta y ver qué pasa.
- cacao: contiene teobromina y algo de cafeína, sustancias que nos mantienen alerta y que podrían perturbar el sueño: 50 g de chocolate tienen la misma cantidad de cafeína que media taza de café.

- especias picantes: no son recomendables tomarlas en la cena porque provocan un aumento de la temperatura corporal y para dormir bien necesitamos todo lo contrario.
- ultraprocesados: bollería industrial, refrescos, etc.
- fritos y grasas saturadas (patatas fritas, embutidos grasos...): necesitan mucho tiempo para digerirse y esto puede interferir en el sueño.
- alcohol: tomarlo en la cena puede perturbar el sueño porque hace que no duermas de un tirón, que te despiertes varias veces por la noche y que, además, te cueste volver a coger el sueño.

¡Cualquier alimento que dificulte tu digestión también dificultará tu sueño!

ALIMENTOS QUE FACILITAN EL SUEÑO PORQUE SON RICOS EN SEROTONINA, MELATONINA Y TRIPTÓFANO

- frutos secos como las nueces, las almendras o los pistachos
- pescados azules por su contenido en omega-3 (siempre que te sienten bien por la noche)
- carnes de ave como el pollo o el pavo, ya que son ricos en triptófano
- huevos: de todos los alimentos proteicos, son los que aportan mayor cantidad de melatonina
- cereales integrales o pseudocereales (como la quinoa, la espelta, el trigo sarraceno o la avena entre otros) son fuente de melatonina, magnesio y triptófano, que ayudan a relajarnos
- lácteos fermentados como el yogur o el kéfir. Son ricos en triptófano y en GABA, conocido como el neurotransmisor más relajante
- frutas como el plátano, los frutos rojos (arándanos, frambuesas y fresas) o el kiwi tienen buena cantidad de vitaminas y serotonina

Además, te recomiendo que cenes lo más pronto posible, al menos 2 o 3 horas antes de irte a la cama.

HORARIO DE COMIDAS

Intenta cenar pronto y ligero porque las comidas copiosas y tardías afectan tanto a la hora de conciliar el sueño como de mantenerlo.

Ten en cuenta que, **por la noche, se activa el proceso de autolimpieza** intestinal (por eso es tan beneficioso el ayuno nocturno de al menos 12 horas). Además, **la melatonina**, que es la hormona del sueño, **se inhibe no solo con la luz artificial y las pantallas, sino también cuando comes** porque le das información a tu cuerpo de que no es hora de dormir. Si entrenas muy tarde, también podrías tener problemas para conciliar el sueño por el mismo motivo.

Es importante entender los **ritmos circadianos** del cuerpo:

Programa diurno (desde que sale el sol hasta que se pone): gobernado por la luz solar. Es la ventana ideal para comer, realizar actividad física y cognitiva.

Programa nocturno (el resto del día): gobernado por la oscuridad. Momento de reparación y mantenimiento del cuerpo. Evita comer en este horario en la medida de lo posible porque el cuerpo está centrado en reparar, y la melatonina interfiere con la insulina en el páncreas.

SUEÑO Y DEPORTE

Es importante que cada día realices algo de actividad física, aunque sea moderada. Esto te ayudará a conciliar mejor el sueño porque la liberación de endorfinas durante la práctica del ejercicio te ayudará a rebajar el nivel de estrés, aumentar la energía durante el día y dormir mejor por la noche.

Probablemente hayas pensado que, si te cansas más, dormirás mejor. Sin embargo, hacer ejercicio de fuerza o de alta intensidad cerca de la hora de dormir nos activa porque se produce un aumento de la adrenalina y el cortisol y se eleva la temperatura corporal, lo que, como ya hemos visto, nos impedirá conciliar el sueño.

Siempre es mejor hacer ejercicio a cualquier hora que no hacerlo, pero si te cuesta dormir por las noches, te recomiendo que intentes organizarte para hacer ejercicio lo más separado posible de tu hora de acostarte.

HÁBITOS DE SUEÑO

HÁBITOS RECOMENDABLES ANTES DE IR A LA CAMA

- Lee con luz cálida o luz roja (evita pantallas en las horas previas a dormir y evita la luz intensa porque afecta a la segregación de melatonina).
- Visualiza situaciones agradables de lo que ha sucedido durante el día.
- Aplica técnicas de relajación o meditación, date un baño de agua caliente, escucha música relajante, realiza técnicas de respiración profunda, etc.
- Asegúrate de que tu dormitorio sea un espacio tranquilo, oscuro, ventilado y con una temperatura agradable.
- Mantén tu habitación ordenada y limpia, ya que, de lo contrario, podría generarte estrés y afectar al sueño.
- Evita comer al menos 2-3 horas antes de acostarte y que la cena sea ligera.
- Evita tomar cafeína o alcohol cerca de la hora de dormir.
- Si puedes, evita el ejercicio intenso al menos 3 horas antes de dormir, ya que podría aumentar tu temperatura corporal y tu energía e interferir en el sueño.
- Toma infusiones que puedan facilitar el sueño y relajarte: manzanilla, melisa, valeriana, tila, pasiflora, rooibos o menta.
- Lo ideal sería que evites las pantallas de noche. Una alternativa es utilizar las gafas con filtro de luz azul (interfiere en la producción de melatonina, especialmente si pasas tiempo con dispositivos electrónicos antes de dormir) o bombillas de luz roja (sin flicker o parpadeo).
- Evita cargar el teléfono en la cama (cerca de tu cabeza) y ponlo en modo avión; además, es importante desenchufar los cargadores antes de dormir aunque no estés cargando ningún dispositivo para evitar la exposición electromagnética, ya que puede tener impacto en tu cuerpo (insomnio, cansancio constante, irritabilidad, etc.).

Estrés y cortisol

El estrés crónico y los altos niveles de cortisol tienen un impacto significativo en el metabolismo, el apetito y la distribución de la grasa corporal.

Aumento del apetito

El estrés puede alterar el equilibrio de hormonas relacionadas con el apetito, además de aumentar los antojos por comer alimentos ricos en calorías.

Almacenamiento de grasa abdominal

El cortisol puede aumentar el almacenamiento de grasa en esta zona porque estimula la lipogénesis, que es el proceso de formación de nuevas células de grasa.

Metabolismo más lento

Los niveles elevados de cortisol crónicos pueden ralentizar el metabolismo, lo que hace que el cuerpo queme menos calorías en reposo.

Por eso quiero que entiendas que tu salud mental puede mejorar mucho con el ejercicio, descansando y estando en contacto con la naturaleza.

Si estás ansioso, camina.
Si estás estresado, sal a correr.
Si estás enfadado, levanta pesas.
Si estás de mal humor, duerme una siesta.
Si estás triste, sal a tomar un poco el sol.
Si necesitas nuevas ideas, date un paseo por el parque.

FÓRMULAS TERAPÉUTICAS CON ACEITES ESENCIALES

Con la aromaterapia podemos combinar aceites esenciales de grado terapéutico para elaborar fórmulas que potencien el bienestar físico, emocional y espiritual de la persona. Los aceites esenciales inhalados o aplicados en la piel actúan a diferentes niveles:

- físico
- psicoaromaterapéutico
- neurocosmético
- espiritual

Para garantizar la máxima seguridad a la hora de utilizar aceites esenciales y para llegar a obtener los mejores resultados es importante elegir aceites esenciales y esencias de máxima calidad, cien por cien puros, naturales y que procedan de una destilación completa. Normalmente existe a tu disposición un cromatograma que certifica su autenticidad y la ausencia total de solventes químicos y demás productos que se utilizan para falsificarlos.

En aromaterapia para diluir los aceites esenciales se utilizan aceites vegetales vírgenes (aceite virgen de almendra, de jojoba, avellana, etc.). Es fundamental que los aceites esenciales sean de primera presión en frío, sin calentamiento ni tratamiento de refinado y que no se hayan extraído con solventes químicos.

PRECAUCIÓN

El **uso de aceites esenciales no** se recomienda **en embarazo** ni **en lactancia**. Aunque algunos aceites están permitidos a partir del cuarto mes de embarazo, no se ha estudiado el efecto de la mayor parte de estas sustancias durante la gestación y es mejor actuar con precaución. En este caso consulta con tu profesional de confianza.

Para los bebés y niños:

- Antes de utilizar un aceite esencial en un niño, prueba a aplicar la mezcla de 1 gota de ese aceite esencial en una cucharilla de aceite de oliva virgen en el interior de la muñeca y si en 24 horas no hay reacción, proceder a utilizarlo.
- No apliques nunca cerca de los ojos ni de las mucosas (oídos, etc..) y nunca lo utilices sin diluir.
- En niños entre los 2 y 6 meses se pueden usar diluidos aceites esenciales de lavanda, manzanilla, mandarina, neroli y eneldo.
- En niños de 6-8 años: jengibre, hinojo, bergamota, naranja, limón, mejorana, petitgrain, ravensara, tomillo linalol, pomelo, hierbabuena.
- En niños de 9-11 años: melisa, ylang-ylang, Eucalyptus globulus
- A partir de 12 años se pueden usar como un adulto.

Fórmula energía-motivación-vitalidad

AÑADE EN UN ROLL-ON
10 ml de aceite virgen de almendra (o jojoba)
5 gotas de esencia de naranjo dulce
5 gotas de bergamota

ELABORACIÓN
1. Agita la mezcla y aplica.

¿CÓMO USARLA?
Inhala el roll-on, aplica una cierta cantidad bajo la nariz, en la parte interior de las muñecas y sobre el plexo solar, y realiza un masaje con una cierta intensidad, más bien estimulante. Luego aplica una cierta cantidad en la nuca, las cervicales y en la zona lumbar, y realiza fricciones intensas en ambas zonas.

FRECUENCIA
Puedes realizar de 2 a 4 aplicaciones diarias, cuando creas que lo necesitas. Es recomendable una aplicación matinal para potenciar la energía desde la mañana. También puedes aplicarlo siempre que te sientas agotad@ o cansad@ o cuando necesites fuerza y vitalidad.

Esperar 6-8 horas para exponerse al sol en las zonas indicadas.

PROPIEDADES DE CADA UNO

Aceite esencial de naranjo dulce
- alegría y gusto por la vida
- potencia el compartir
- aumenta el gozo
- nos proporciona vitalidad y energía

Aceite esencial de bergamota *
- calmante, tranquilizante, ansiolítico
- relajante
- antidepresivo
- vitalizante
- favorece la confianza en uno mismo

* El aceite esencial de bergamota es fotosensibilizante, por lo que se recomienda su uso solo por la noche.

Fórmula sueño-insomnio-estrés

AÑADE EN UN ROLL-ON
10 ml de aceite virgen de almendra (o jojoba)
5 gotas de esencia de mandarina
5 gotas de esencia de lavanda
5 gotas de bergamota

PARA HACER ESTA FÓRMULA EN NIÑOS MENORES DE 6 AÑOS:
10 ml de aceite virgen de almendra (o jojoba)
5 gotas de esencia de mandarina
5 gotas de esencia de lavanda

ELABORACIÓN
1. Agita la mezcla y aplica.

¿CÓMO USARLA?
Aplica el roll-on realizando círculos en la parte interior de muñecas, en plexo solar, nuca, parte interna de los brazos e inhalar profundamente de 3 a 7 veces antes de acostarse o bien cuando te notes estresad@.

FRECUENCIA
Antes de acostarse.

PROPIEDADES DE CADA UNO

Aceite esencial de bergamota *
- calmante, tranquilizante, ansiolítico
- relajante
- antidepresivo
- vitalizante
- favorece la confianza en uno mismo

Aceite esencial de lavanda
- relajante
- antiestrés
- equilibrante emocional
- favorece la comunicación con uno mismo y con los demás

Aceite esencial de mandarina **
- relajante
- ayuda a conciliar el sueño
- antiespasmódico
- antiséptico
- tónico digestivo

* El aceite esencial de bergamota es fotosensibilizante, por lo que se recomienda su uso solo por la noche.
** El aceite esencial de mandarina es fotosensibilizante, por lo que se recomienda su uso solo por la noche.

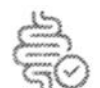

Fórmula gases-distensión abdominal

AÑADE EN UN TARRITO CUENTA GOTAS O EN UN ROLL-ON

15 gotas de esencia de naranjo dulce

ELABORACIÓN

1. Rellena el bote con aceite virgen de almendra (o jojoba).
2. Agita la mezcla y aplica.

¿CÓMO USARLA?

Aplica 1-3 ml en la zona abdominal realizando un masaje hasta la completa absorción.

Esperar 6-8 horas para exponerse al sol.
Sería apta para usar en niños de + 6 años.

PROPIEDADES

Aceite esencial de naranjo dulce

- alegría y gusto por la vida
- potencia el compartir
- aumenta el gozo
- nos proporciona vitalidad y energía

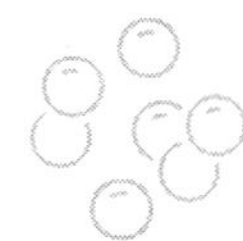

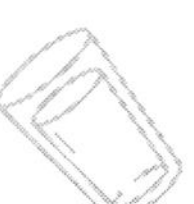

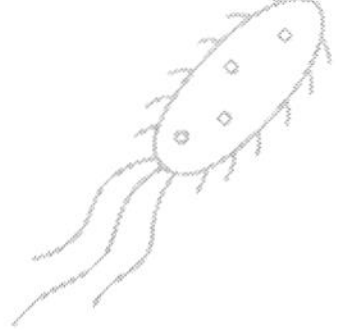

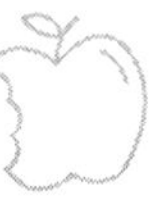

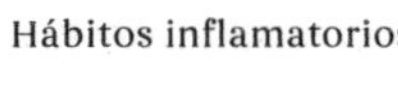

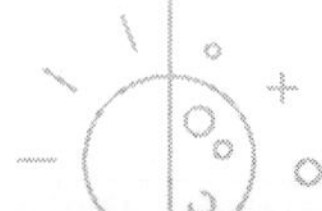

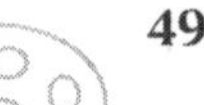

Mala gestión del estrés

Actualmente el estrés es una palabra con la que todos estamos muy familiarizados: tenemos largas jornadas de trabajo, comemos rápido, dormimos poco, pasamos muchas horas bajo la luz artificial, nos relacionamos poco a nivel social y familiar, consumimos muchos estimulantes para aguantar la jornada, etc.

Sobra decir que el estrés agudo es bueno, ya que nos permitiría salvar nuestra vida si tuviéramos que correr porque nos persigue un león, nos ayuda a mantenernos despiertos para hacerle frente a las dificultades del día a día o para correr detrás de un autobús en caso de necesidad. Es una respuesta breve pero intensa. En estos casos, nuestro cuerpo libera adrenalina y noradrenalina para mantenernos alerta y prepararnos para la lucha o huida, por lo que la mayor parte de nuestra energía se va a dirigir al sistema muscular, respiratorio y circulatorio para aumentar la tensión muscular, la frecuencia cardíaca y la tensión arterial.

Sin embargo, el estrés agudo es insostenible más allá de 30-50 minutos. Aquí es cuando empieza el papel del conocido cortisol, cuya función es modular la inflamación y frenar la respuesta al estrés agudo.

El problema viene cuando las situaciones de estrés no se resuelven y se prolongan a lo largo del tiempo; entonces, el cortisol se mantiene alto mucho tiempo, el cuerpo lo interpreta como si siempre te persiguiese un león y esto tiene consecuencias como:

- **dificultad para perder peso**: el cortisol hace que el hígado libere constantemente glucosa en sangre (es necesaria para huir de una situación amenazante) y no vamos a poder quemar grasa si siempre tenemos glucosa disponible.
- **resistencia a la insulina y síndrome metabólico**: ante una situación de alarma, el cuerpo destinará la energía en resolver la inflamación, y generará una situación de resistencia a la insulina para que esa energía no se pierda en otros tejidos. Seremos menos sensibles a la insulina y tendremos un exceso de ella y de glucosa disponible, lo que provoca síndrome metabólico, hipertensión, diabetes, etc.
- **problemas digestivos**: como he comentado, si nuestro cuerpo está ante una situación amenazante, priorizará dirigir energía al músculo, aumentará la frecuencia cardíaca y la tensión arterial para poder huir,y la digestión pasará a un segundo plano, ya que no es una función prioritaria en

ese momento, por lo que las funciones digestivas, que necesitan un estado de relajación para funcionar adecuadamente, se pueden ver deterioradas.

- **aumento de la tensión arterial**: el estrés aumenta el nivel de algunas hormonas como las catecolaminas, produce un incremento de la presión arterial y aumenta la frecuencia cardiaca ante una situación de amenaza.
- **pérdida de masa muscular**: en una situación de estrés nuestro cuerpo necesita ahorrar energía y seguramente no va a «derrocharla» en el mantenimiento o crecimiento de los músculos.
- **dolor articular**: el cortisol crónico aumenta la inflamación y favorece la resorción ósea y la disminución de la absorción de calcio, que resultará en una baja densidad mineral ósea.

La generación de cortisol no es infinita, por lo que podría llegar un punto en que la glándula adrenal se fatigue y se deje de sintetizar esta hormona. Las consecuencias serían las siguientes:

- **fatiga y dificultad para empezar el día**: necesitamos una subida de cortisol a primera hora del día. Esto nos despierta, nos mantiene activos y con motivación para empezar la jornada, pero el pico se irá reduciendo por la noche para que aumente la melatonina y facilite el sueño. Pero si no tenemos cortisol, nos levantaremos agotados, sin ganas y con dificultad para empezar el día. Además, esto afectará mucho a nuestro estado de ánimo.
- **dificultad para conciliar y mantener el sueño**: tanto si el cortisol está elevado como si está bajo todo el día, impedirá que la melatonina se active y podamos conciliar y mantener el sueño.
- **amenorreas (falta de regla) e hipotiroidismo**: ante una situación de estrés mantenido en el tiempo, el eje reproductivo y tiroideo se inhibirá porque son procesos que demandan mucha energía al cuerpo y serán los primeros en frenarse ante esa necesidad de energía. Por eso el estrés influye mucho en los procesos de reproducción.
- **peor sistema inmune:** los bajos niveles de cortisol promueven la inmunosupresión, por lo que estaremos más expuestos a alergias, infecciones, bacterias, parásitos, etc.

¿CÓMO SOLUCIONAR EL ESTRÉS?

Solucionar el estrés no es tarea fácil: habría que ver cuál es la raíz del problema y, a veces, lo más adecuado es contactar con un profesional cualificado.

He aquí las 5 prácticas que mejoran la sintomatología del estrés:

- ejercicio regular
- descanso
- meditación
- mindfulness
- técnicas de relajación

Disruptores endocrinos

Los disruptores endocrinos son sustancias químicas que se encuentran en el medio ambiente y que pueden interferir en el funcionamiento normal de nuestro sistema endocrino y alterar el correcto funcionamiento del organismo. Además, estas sustancias son capaces de imitar o bloquear la acción normal de nuestras hormonas naturales.

¿DÓNDE ENCONTRAMOS LOS DISRUPTORES ENDOCRINOS?

- alimentación: pesticidas, herbicidas, envases plásticos, plaguicidas, conservantes, PFOAS y PFAS presentes en el teflón y en las sartenes y ollas antiadherentes
- productos de higiene y limpieza: esmaltes de uñas, lacas para el cabello, perfumes, champús, acondicionadores, desodorantes e incluso productos para la menstruación, ambientadores, etc.
- materiales de construcción y decoración: retardantes de llama bromados, pinturas, barnices, policlorobifenilos (PCB), etc.
- juguetes
- electrodomésticos o aparatos electrónicos: furanos, dioxinas, mercurio, plomo, etc.

PROBLEMAS QUE PUEDEN CAUSAR LOS DISRUPTORES ENDOCRINOS

- trastornos reproductivos, infertilidad, malformaciones congénitas, pubertad precoz o tardía, cáncer de mama, próstata o testículos
- trastornos metabólicos, obesidad, diabetes tipo 2, resistencia a la insulina

- trastornos neurológicos, déficit de atención e hiperactividad (TDAH), autismo, enfermedad de Parkinson o alzhéimer
- trastornos inmunológicos, alergias, asma, enfermedades autoinmunes
- trastornos tiroideos, hipotiroidismo o hipertiroidismo

EJEMPLOS REALES DE DISRUPTORES PERJUDICIALES

- bisfenol A: plásticos, botellas, envases, juguetes, recibos de papel térmico, latas de conserva
- ftalatos: plásticos flexibles, cortinas de baño, suelos vinílicos, juguetes, cosméticos
- parabenos: conservantes en cosméticos, farmacéuticos o alimentarios
- triclosán: antiséptico en productos de higiene personal, como pastas de dientes, jabones o desodorantes
- benzofenonas: filtros solares en cosméticos, como cremas, maquillajes o lacas de uñas
- retardantes de llama: materiales como textiles, muebles o aparatos electrónicos
- metales pesados: mercurio, plomo, níquel o cobre, que pueden contaminar el agua, el aire o los alimentos
- pesticidas: DDT, aldrin o paratión, que se usan para controlar plagas agrícolas o vectores de enfermedades

Evitar completamente el contacto con los disruptores endocrinos es extremadamente complicado debido a su elevada presencia en nuestra vida, sin embargo, sí se puede reducir la exposición individual a estas sustancias. Te propongo cómo podemos evitar la exposición a los disruptores endocrinos:

- Evitar calentar la comida en fiambreras de plástico, sustituyéndolas por otras de vidrio, acero inoxidable o cerámica.
- Ventilar y limpiar bien los interiores de polvo.
- Utilizar sartenes y ollas de cerámica, hierro fundido o acero inoxidable que no contengan revestimiento antiadherente.
- Usar botellas de acero inoxidable o de vidrio.
- Evitar los cosméticos que contienen parabenos, benzofenonas, triclosán y ftalatos. Te recomiendo la App Inci Beauty.
- Evitar usar perfumes y cosméticos perfumados con la palabra «fragrance» o «parfum» (detergentes, suavizantes, ambientadores) entre sus ingredientes. Según un análisis de fragancias en productos cosméticos

realizado por Breast Cancer Prevention Partners, muchas de esas sustancias escondidas tras la palabra «perfume» son disruptores endocrinos relacionados con el desarrollo de cáncer hormono-dependiente (como el cáncer de mama), conllevan problemas de salud crónicos y de nacimiento. El estudio concluyó que el 75 por ciento de las sustancias escondidas tras la palabra «fragancia» son tóxicos relacionados con daños crónicos para la salud. Te recomiendo usar aceites esenciales en lugar de colonias o perfumes.

- Reducir la ingesta de comida procesada y enlatada. Las latas de conserva están recubiertas en su interior por una película plástica que libera bisfenol A.
- Evitar en la medida de lo posible los alimentos que se venden en bandejas de poliuretano y están recubiertos con un film de PVC.
- Limitar el consumo de productos de origen animal que son muy ricos en grasa, como por ejemplo el pescado azul de gran tamaño, dado que los tóxicos (metales pesados) se acumulan en el tejido adiposo (en la grasa).
- Si puedes, procurar comprar fruta y verdura ecológica y de proximidad (para evitar así los pesticidas), y lavarla muy bien.
- No abusar de los ambientadores, velas o inciensos, que pueden liberar sustancias tóxicas al aire. Ventilar bien las habitaciones y usar plantas naturales para purificar el ambiente. Como ambientador recomiendo usar aceites esenciales certificados y ponerlos en un humidificador.
- Buscar alternativas a los tampones y compresas sintéticos y seleccionar opciones saludables y más económicas como la copa menstrual —fabricada con siliconas médicas aptas para uso humano, sin alérgenos y sin sustancias químicas—, bragas menstruales o compresas de tela.
- Si tienes un bebé, procura utilizar biberones de vidrio en vez de plástico.
- Los tickets de compra o de los cajeros automáticos también contienen bisfenol A y este puede ser absorbido a través de la piel.
- Sustituir los productos de limpieza por alternativas antimicrobianas, antisépticas y desodorizantes que están en productos naturales, los que siempre han utilizado nuestros antepasados. Aquí te dejo unos ejemplos:

  › vinagre de limpieza. Limpia, desinfecta, desincrusta, desodoriza, abrillanta y elimina la cal, el óxido y el sarro de forma segura y sin contaminar. No puede haber un suavizante más sencillo a la par que efectivo. Añade una taza de vinagre blanco diluido o un cuarto de taza de vinagre blanco sin diluir al cajetín del suavizante. No te preocupes, tu ropa no olerá a vinagre.

- bicarbonato de sodio. Tiene un gran poder blanqueante, desincrustante y desodorizante.
- ácido cítrico. Es un potente desincrustante, descalcificador, abrillantador para la vajilla, suavizante para la ropa y elimina el óxido.
- jabón neutro (lo que todos conocemos como jabón Lagarto).
- percarborato. Es un excelente quitamanchas. Realiza una pasta con 2 cucharadas de agua caliente y 2 de percarbonato y aplícalo en las manchas. Frota ligeramente, deja actuar durante una media hora y lava como de costumbre.

Tóxicos comunes: alcochol y tabaco

ALCOHOL

Al contrario de la famosa frase que llevamos años escuchando, **«Una copa de vino al día es buena para el corazón»**, no hay una cantidad de ingesta de alcohol segura para la salud y, de hecho, tomarlo está relacionado con un mayor riesgo de padecer decenas de enfermedades mentales, como la depresión, cardiovasculares, metabólicas y cáncer.

Un estudio publicado en la revista *The Lancet* confirmó en 2018 que los efectos perjudiciales de consumir alcohol superan mucho a los potenciales efectos protectores. ¿Sabes que una sola copa de vino o de cerveza al día podría aumentar tus niveles de estrógenos? Si tienes problemas de salud hormonal y sobrepeso, ahora también sabes que esa copita podría estar frustrando tu mejoría.

SÍNTOMAS DE EXCESO DE ESTRÓGENOS

- irregularidad menstrual
- cansancio
- coágulos durante la menstruación
- coges peso con facilidad
- manos hinchadas
- irritabilidad e impaciencia
- se te hincha el pecho y lo tienes muy sensible
- más contracturas
- otros

Si es tu caso, probablemente notes que se te acumula más grasa en la zona de las caderas, mamas y muslos. Incluso es posible que durante la fase lútea (14 últimos días de tu ciclo menstrual) el alcohol te afecte aún más porque los niveles de estrógenos están más altos.

ENFERMEDADES O CONSECUENCIAS DERIVADAS DEL EXCESO DE ESTRÓGENOS

- ansiedad o depresión
- dolor premenstrual
- miomas
- colon irritable
- migrañas
- dolor articular
- contracturas
- enfermedades autoinmunes
- cáncer de mama, de próstata, de endometrio o de colon
- ICTUS cerebral
- infarto cardíaco
- otros

Además, **el abuso del alcohol** afecta a la composición de tu microbiota ya que promueve la inflamación de la mucosa gástrica y causa disbiosis intestinal (desequilibrio de los microorganismos del intestino) y un sobrecrecimiento bacteriano. También inhibe la motilidad gástrica y, por tanto, retrasa el tiempo de vaciado (más estreñimiento). El consumo de alcohol también se puede relacionar con enfermedades digestivas, deficiencias vitamínicas y malabsorción de alimentos, entre otros factores intrínsecos del aparato digestivo.

El alcohol afecta a tu salud de un modo u otro a partir de cantidades muy pequeñas. Tú decides cuánto quieres beber conociendo sus consecuencias.

TABACO

Seguro que sabes que fumar es la principal causa prevenible de muerte prematura, que multiplica por diez la probabilidad de padecer un infarto, que es una parte importante de los casos de cáncer, en especial de pulmón, faringe, esófago, estómago y colon, que está vinculado a otros trastornos de salud como la inflamación, el deterioro de la función inmune, que aumenta la probabilidad de adelantar la menopausia en mujeres que toman anticonceptivos orales, entre otras enfermedades asociadas. Por lógica, el riesgo es directamente proporcional al tiempo y a la cantidad de cigarrillos que llevas fumando.

Muchas personas que dejan este hábito están preocupadas por **ganar peso**. Déjame que te cuente por qué pasa esto y cómo evitarlo. El tabaco puede afectar a la salud hormonal, ya que se ha demostrado que frena la aromatasa (que es una enzima que sirve para fabricar hormonas femeninas, los estrógenos, a partir de hormonas masculinas como la testosterona o la androstendiona) y, por tanto, aumenta la testosterona en hombres y mujeres.

Esta es la razón por la que, si has estado fumando durante varios años durante tu vida fértil, tendrás una menor actividad de la aromatasa y, por tanto, más tendencia a producir menos estrógenos y más testosterona. Esto significa que cuando dejes de fumar aumentarán los estrógenos y engordarás o retendrás líquido con mayor facilidad. Pero este no es el único perjuicio que puedes sufrir, sino también cualquiera de los problemas relacionados con el exceso de estrógenos en el organismo como los que te comentaba en la página 56.

Si lo has dejado ya, no te preocupes, has tomado una buena decisión, pero debes tener en cuenta algunos trucos para reducir la actividad de la aromatasa y que no te vengan de golpe todos esos síntomas. Añade a tu alimentación:

- fitoestrógenos, presentes sobre todo en frutas o verduras de color rojo o amarillo: ajo, cebolla, manzana, granada, perejil, apio, pasiflora, cítricos, col, etc.
- genisteína de la soja: lo ideal sería tomar la procedente de la soja fermentada porque tiene menos fitatos que la no fermentada, así absorberás mejor el hierro y el calcio y aprovecharás sus efectos probióticos derivados de la fermentación. Ejemplos: soja fermentada en yogures, miso, salsa de soja o natto.

- lignanos, presentes en el lino y en el sésamo.
- frutos rojos, uvas, champiñones, cacao puro, brócoli, coliflor, laurel, menta o azafrán.
- infusiones y cócteles antiinflamatorios para mejorar las hormonas (más adelante, en las páginas 84-91, te dejo las recetas).

En definitiva, si vas a dejar de fumar o si estás en ello, el reto antiinflamatorio de este libro te va a venir fenomenal.

CAPÍTULO 3

Alimentos inflamatorios

Ultraprocesados

Los alimentos **ultraprocesados** están compuestos fundamentalmente por **sal, grasas de mala calidad, harinas refinadas y azúcares, compuestos adictivos** diseñados para que no puedas dejar de comerlos. Ingerirlos provoca **la liberación de dopamina** a nivel cerebral, que es el neurotransmisor asociado a la sensación de **recompensa, motivación y placer**. Por eso, cuando comemos azúcar, nos sentimos bien, con energía y motivación. Esa sensación de recompensa es muy efectiva, pero también muy breve. Al cabo de una hora y media aproximadamente, bajan los niveles de energía y se produce la hipoglucemia, con **síntomas** como:

- irritabilidad
- temblores
- mareo
- ansiedad
- fatiga
- confusión
- agresividad
- cansancio
- ganas de volver a tomar dulce o algo que haga estimularnos

Por si esto no fuera poco, todos los productos ultraprocesados tienen un efecto inflamatorio elevado. No aportan nada a nivel nutricional, pero sí nos afectan en la regulación del apetito, desregulan el circuito hambre-saciedad y hacen que queramos comer a todas horas. Suponen un déficit de los nutrientes necesarios, una ingesta de compuestos nocivos para la salud y, además, nuestro intestino no reconoce sus componentes y por eso tiende a inflamarse. Nos hacen sentir la necesidad de comer de manera constante y el páncreas no deja de producir insulina, con lo que termina fatigándose.

Si seguimos un estilo de vida basado en la toma de este tipo de **alimentos proinflamatorios, perderemos flexibilidad metabólica** y, en lugar de usar la grasa como fuente de energía, terminamos usando el azúcar.

Cuando estamos inflamados, nuestro sistema inmune requiere mucha energía. Estamos más cansados y necesitamos comer de manera constante algo que nos haga recuperar la energía con rapidez (azúcares, harinas refinadas, etc.), aunque esta sensación solo es momentánea. Como consecuencia, no nos apetece movernos. Esto, sumado a una mala alimentación, nos hará acumular más grasa de la debida, que será la vía por la que nuestro cuerpo mantendrá esa inflamación de bajo grado. Además, a todo este proceso le sumamos el **componente emocional: como provocan un bajo estado de ánimo, ello nos conducirá a relacionarnos peor con la comida y a descansar peor**.

Por tanto, cuando comemos **alimentos que tienen un índice glucémico alto**, se **genera inflamación y estrés oxidativo**, lo que provoca mayores picos de glucosa en sangre después de su ingesta.

Sin embargo, **el problema no son los carbohidratos, sino elegir los equivocados** porque hace que el metabolismo no funcione como debería. El objetivo no es eliminarlos de nuestra dieta, sino aprovecharlos de forma correcta, y vamos a ver cómo hacerlo.

Lo primero que tenemos que tener claro es que los **alimentos o productos ultraprocesados** son aquellos a los que se han añadido grandes cantidades de sal, azúcares, edulcorantes, grasas de mala calidad, harinas refinadas y aditivos como **galletas, cereales de desayuno, pizzas, bollería industrial, yogur light o 0 %, refrescos, pan blanco, barritas dietéticas, yogures de sabores, chocolate con leche**, etc.

Los **buenos procesados sí son saludables** porque, o bien el procesado no interfiere en la calidad del producto, o bien la mejora. Es el caso del **pan de calidad, los lácteos (yogur natural y entero, quesos, etc.), verduras o pescados congelados, legumbres en conserva, pescado en conserva (mejillones, anchoas, atún, berberechos**, etc.).

Azúcar

Podemos distinguir entre **dos tipos de azúcares libres**: los monosacáridos y los disacáridos añadidos a los alimentos y las bebidas (ya sea por el fabricante, el cocinero o el consumidor) y los azúcares que se encuentran presentes de manera natural en la miel, los jarabes, jugos de frutas y sus concentrados.

Según la OMS, la cantidad máxima diaria de azúcar añadido no debería superar los 25 gramos por día (unos 6 azucarillos) en adultos y 15 gramos (unos 4 azucarillos) en niños.

Es importante recordar que la **cantidad mínima recomendada** de consumo de azúcar en adultos y niños es de **0 gramos**.

Es decir, lo ideal sería no consumirla.

Posiblemente seamos conscientes de que consumimos más azúcar de la recomendada si vemos estos ejemplos:

- **1 lata de refresco** contiene hasta 40 gramos de azúcar (unas 10 cdtas.).
- **1 cucharada de kétchup**, 4 gramos de azúcar (1 cdta.).
- **¿Y los gusanitos de los niños?** Hasta 35 gramos de azúcar (6-7 cdtas.) por bolsa.

Cuando en los anuncios dicen que algo azucarado aporta la energía diaria que necesitas, es totalmente falso. Lo que hacen es utilizar el término **«azúcar»** como si significara lo mismo que **«glucosa»** y, por tanto, hay que tener criterio cuando oigamos este tipo de cosas. **La glucosa sí es imprescindible** para aportar energía, y el organismo la obtiene de las verduras, frutas, legumbres, cereales, etc., por lo que no necesitamos ningún aporte extra de fuentes artificiales.

¿HAY ALGÚN TIPO DE AZÚCAR BUENO?

No hay ningún tipo de azúcar que se pueda tomar a diario sin límite y sin problema. Solo se debería consumir si es de forma ocasional.

NOMBRES BAJO LOS QUE SE ESCONDE EL AZÚCAR EN LAS ETIQUETAS

- siropes (sirope de agave)
- almíbar
- azúcar moreno, glas, de dátil, de caña, de uva, de coco
- caramelo
- cebada de malta
- concentrado de jugo de frutas
- cristales de caña de azúcar
- cristales de Florida
- dextrano
- dextrosa
- fructosa
- galactosa
- glucosa
- jarabe de arroz, maíz, malta, refinado
- jugo de caña
- néctar
- sacarosa
- melaza
- miel
- panela

> Visto lo visto, la conclusión es clara:
> el azúcar, ¡cuanto menos, mejor!

LA MIEL

Después de lo que acabamos de leer sobre el azúcar, es normal que te plantees sustituir la miel por otros azúcares, y tengo dos respuestas que dar, una corta que será un **no** y una larga, **depende**. Y es que muchas veces pensamos que la **miel**, por ser un producto «más natural», va a contener **menos** cantidad de **azúcar** y nos va a aportar **más minerales**, pero **no es cierto**. Si la consumes, hazlo sabiendo que está conformada casi por un 80 por ciento de azúcares y solo un 4 por ciento de minerales. La cantidad de estos últimos es tan pequeña que no es suficiente para contrarrestar todo el azúcar que vas a tomar.

¿CÓMO ENDULZAR SIN AZÚCAR?

- canela de Ceilán
- aceite de coco
- glicina
- bebida vegetal sin azúcar (es dulce de forma natural)
- aceite de coco y canela
- inulina de achicoria

SIGNOS DE GLUCOSA DESREGULADA

SIGNOS DE GLUCOSA DESREGULADA

- hambre constante
- antojo por dulce
- ansiedad
- palpitaciones
- cansancio/poca energía
- debilidad o mareo
- irritabilidad
- alteración de la memoria
- dolor de cabeza
- dormir mal

CONSECUENCIAS DE TOMAR AZÚCAR

- hipertensión
- colesterol alto
- problemas cardiovasculares
- diabetes
- resistencia a la insulina
- caries
- obesidad
- migrañas
- desajustes hormonales
- sofocos

BENEFICIOS DE REGULAR LA GLUCOSA

- menos hambre
- menos antojos
- más energía
- dormir mejor
- mejora del sistema inmune
- mejora síntomas de menopausia
- mejora migrañas
- mejora salud intestinal
- mejora migrañas o dolor de cabeza
- mejora la salud del corazón
- fertilidad
- mejora los síntomas de SOP
- remisión diabetes tipo 2
- mejora el hígado graso no alcohólico
- mejora la tensión arterial
- regulación del colesterol

ANTOJOS

¿Qué puedo comer si mi cuerpo me pide algo dulce?

En caso de tener **antojo de dulce**, es importante saber en qué momento del día se podría consumir: **siempre después de una comida, como postre**, nunca con el estómago vacío. De esta manera, conseguimos desregular menos la glucosa porque **no comerás más de la cuenta**, te sentirás más saciado y no dependerás todo el día del dulce.

A continuación, te dejo distintas ideas de snacks dulces para estas ocasiones:

- chocolate + 85 %
- plátano + crema de frutos secos
- yogur griego + fruta acompañada de frutos secos
- crema de frutos secos
- tostada con crema de frutos secos o cacahuete + fruta
- frambuesas y chocolate + 85 % derretido por encima
- frutos secos y chocolate rayado

Premenstrual y antojos

Durante la fase premenstrual es común tener **antojos** por algo **dulce**, pero ¿por qué?

Los cambios hormonales que suceden en este momento del ciclo pueden **afectar** al equilibrio de los **neurotransmisores** del cerebro, por ejemplo, a la **serotonina** (hormona del bienestar y felicidad), y el cuerpo pide ese alimento dulce para aumentar los niveles.

También puede afectar a cómo nuestro cuerpo responde a la insulina y procesa la glucosa, ya que en este momento se gesta un estado de resistencia **a la insulina** normal y fisiológica (con esto me refiero a que no es patológica) y por eso también puedes tener esta sensación.

Si esta necesidad por comer dulce es muy fuerte y viene acompañada de otros síntomas premenstruales como dolor de cabeza, sensibilidad en las mamas, hinchazón, ansiedad... es posible que haya un **desequilibrio hormonal** y tengamos que trabajar en recuperarlo.

Edulcorantes

Los edulcorantes alteran la microbiota intestinal y provocan un aumento del apetito a causa de la **distorsión de las señales de saciedad**, además de deteriorar la tolerancia a la glucosa.

El cerebro detecta el sabor dulce y el contenido de energía (kcal) de los alimentos y, en este sentido, **los edulcorantes** tienen un fallo: el contenido de energía es nulo, por lo que alteran este balance y hacen que queramos compensar con otros alimentos calóricos. Es decir, **estimulan el hambre**.

MEJORES OPCIONES PARA TOMAR EN POCA CANTIDAD Y DE FORMA PUNTUAL

- eritritol
- hoja fresca o seca de estevia (la venden así para infusión)

OPCIONES DE EDULCORANTES NATURALES

- canela de Ceilán
- yogur vegetal de coco
- crema de frutos secos
- fibra de achicoria

- dátil
- aceite de coco (no hidrogenado)
- fruta: plátano, manzana asada, mango...
- glicina

Productos zero y light

La categoría de alimentos «light» se suelen promocionar como una opción más saludable, pero nada más lejos de la realidad. Te cuento por qué **no debes** elegir estos productos: reducen el contenido de grasas de los alimentos, y esto significa que eliminan nutrientes esenciales. Además, sin grasa no podremos absorber algunas vitaminas.

Para compensar la pérdida de sabor debido a la reducción de grasas y azúcares, a veces endulzan estos productos con edulcorantes artificiales o incluso con azúcar, y muchas veces contienen aditivos que podríamos evitar.

Al perder la grasa, **se reduce la sensación de saciedad** y esto puede llevar a un aumento en el consumo total de alimentos, aparte de generar más ansiedad por comer.

Por todo esto, la etiqueta «light» es engañosa y puede hacer que las personas crean que ese producto, al ser más sano, se puede comer con más frecuencia y en mayor cantidad.

Lácteos de vaca

Hace un tiempo, **las vacas europeas sufrieron una mutación** que cambió la composición del tipo de proteína más abundante que llevan los lácteos, la llamada betacaseína.

La leche materna contiene principalmente la betacaseína A2, que es la misma que contenían las primeras vacas domesticadas. Con el tiempo, esto ha ido cambiando, ya que esta mutación parecía que aumentaba la producción de leche, una excelente noticia para los ganaderos y la industria.

Ahora **la leche contiene mayor cantidad de betacaseína A1**, una proteína que está más **asociada a marcadores de inflamación en humanos que la A2**. Por tanto, es un dato que tener en cuenta, por ejemplo, en personas con problemas inflamatorios intestinales, como colon irritable u otros.

Los **lácteos fermentados (yogur, kéfir y queso)** suelen sentar mejor, aunque el tipo de proteína láctea que contienen es la misma. Aun así, los **fermentados** aportan muchos **beneficios adicionales** (alimentan a nuestras bacterias intestinales y estas, a cambio, sintetizan hormonas y vitaminas en el organismo, mejoran el sistema inmunitario...), por lo que son mejor opción que la leche.

Asimismo, **los lácteos de cabra u oveja** contienen **mayor cantidad de betacaseína A2**, o sea, la **misma** que está presente en la **leche materna**, además de contener menos lactosa.

Por tanto, **los fermentados** y los lácteos de **cabra u oveja son menos inflamatorios** que los no fermentados (leche) o los lácteos de vaca.

Gluten

Es posible que el trigo cause cierta respuesta inflamatoria en personas con diagnóstico de celiaquía negativo, y también se puede manifestar en aquellos que sufran permeabilidad intestinal o inflamación.

El problema de este cereal no es solo el gluten; de hecho, contiene varias sustancias por las que podría sentarte mal o inflamarte:

- **prolaminas**: gliadina (gluten).
- **inhibidores de la amilasa tripsina**: es una de las proteínas de defensa presentes en el trigo, ya que hacen los cereales más resistentes frente a plagas e infestaciones parasitarias. También resisten la proteólisis del estómago y llegan al intestino delgado y al colon, donde aumenta la actividad del sistema inmunitario.
- **fructanos**: son un tipo de hidrato de carbono formado por unidades de fructosa difícil de digerir y absorber en el intestino delgado y también tienen una rápida fermentabilidad. Es decir, si tu intestino no funciona de forma adecuada, te generará muchos gases, heces pastosas o diarreas e hinchazón abdominal. Se encuentran en muchos alimentos, como el trigo, el centeno, la cebolla, el puerro, el ajo, los guisantes, la alcachofa, las lentejas, etc.
- **glifosato**: se está estudiando la posibilidad de que el aumento de este herbicida pueda estar detrás de las cifras de incremento de la celiaquía, la sensibilidad al gluten no celíaca y el intestino irritable.

Para conseguir nuevas fórmulas cada vez más ligeras y esponjosas, así como para obtener variedades más resistentes de trigo, los agricultores y las compañías alimentarias han desarrollado nuevos híbridos de este cereal, y este proceso de hibridación ha dado lugar a nuevas formas de gluten que nuestro cuerpo no reconoce.

ANTES COMÍAN PAN DE VERDAD

Antiguamente, los largos procesos de fermentación del pan permitían que las bacterias descompusieran gran parte del gluten y los hidratos de carbono presentes en el pan. Este era mucho más fácil de digerir, tenía un índice glucémico menor, permitía una mejor absorción de las vitaminas y, por supuesto, era más natural. En cambio, el pan blanco que comemos ahora es un producto muy procesado, con un alto índice glucémico, sin fermentar y sin fibra. Vamos, que supone un exceso de calorías vacías.

Dicho esto, si detectas que el trigo no te sienta bien y has descartado que tengas celiaquía, deja de comerlo si crees que te hace daño, porque es totalmente prescindible en una dieta saludable. De hecho, en muchas culturas el trigo no forma parte de la alimentación tradicional. En este caso podrías probar si tomándolo solo de forma ocasional no te ocasiona ninguna molestia.

Si consumes trigo, lo mejor es que elijas un pan de fermentación larga y elaborado con harinas integrales.

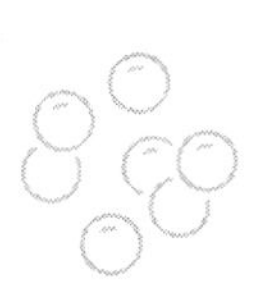
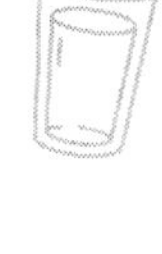
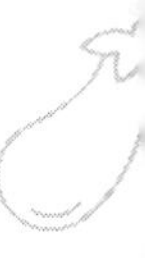
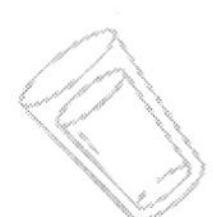
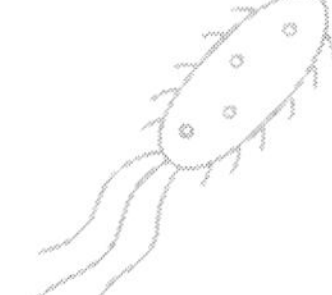
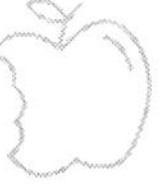
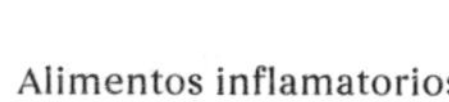
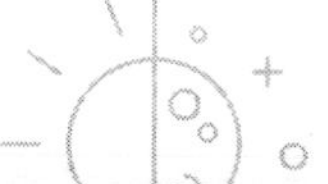

CAPÍTULO 4

Alimentos antiinflamatorios

Probióticos

Son microorganismos vivos que se encuentran en ciertos alimentos o suplementos. Están destinados a mantener o mejorar las bacterias «buenas» de nuestro organismo.

EJEMPLOS DE ALIMENTOS PROBIÓTICOS

- vinagre de manzana sin filtrar
- yogur natural
- kéfir de agua
- kéfir de leche
- pan de masa madre
- chucrut
- encurtidos
- kombucha
- kimchi
- queso sin pasteurizar
- natto

Prebióticos

Los prebióticos son alimentos ricos en fibra que **actúan como alimento de nuestras bacterias buenas**, es decir, es el alimento de la microbiota.

Las bacterias intestinales transforman esta fibra en butirato, un ácido graso antiinflamatorio que nos aporta energía y es muy beneficioso para nuestra salud. Sobre todo, se encuentra en vegetales, frutas y legumbres.

EJEMPLOS DE ALIMENTOS PREBIÓTICOS

- almidón resistente: en copos de avena, arroz, patata, batata, legumbres...
- fructanos: fructooligosacáridos e inulina presentes en la cebolla, el puerro, el ajo, la alcachofa, el espárrago, el centeno, el plátano maduro, el trigo
- galactooligosacáridos: se encuentran en la leche materna, en habas, judías, lentejas, garbanzos, guisantes, soja, brócoli, cebolla, remolacha, algas

Almidón resistente

¿**Sabías que** el almidón al enfriarse se transforma y resiste el proceso digestivo? Es muy sencillo, **solo tienes que cocinar los alimentos que lo contengan y enfriarlos en la nevera entre 12 y 24 horas antes de comerlos**. Una vez pasado este tiempo, el almidón que contienen se habrá vuelto resistente a la digestión y no lo absorbemos nosotros, sino que se convertirá en el alimento de nuestras bacterias buenas (por tanto, tiene un efecto prebiótico).

Para consumir estos alimentos, se pueden calentar un poquito en el microondas o al fuego para quitarles el frío de la nevera (hasta 130-170 grados). Si los calientas más, perderán su efecto prebiótico.

BENEFICIOS DEL ALIMIDÓN RESISTENTE

- Reducen el **índice glucémico**.
- Mejoran la **resistencia a la insulina.**
- Favorecen la fabricación de **butirato**, importante para tu sistema inmune.
- Tienen un efecto **prebiótico**.

ALIMENTOS QUE CONTIENEN ALMIDÓN RESISTENTE

- patata
- boniato
- yuca
- arroz
- legumbres
- pan
- cereales
- avena
- calabaza
- zanahoria
- plátano macho

CANTIDAD DE ALMIDÓN RESISTENTE POR ALIMENTO

- copos de avena: 4,4 g (= ½ taza en crudo)
- lentejas: 2,5 g (= ½ taza cocinadas)
- guisantes ultracongelados: 4 g (= 1 taza cocinados)
- judías blancas: 3,7 g (= ½ taza cocinadas)
- plátano verde mediano: 4,7 g
- patata cocinada y enfriada: 5,8 g (por cada 100 g)
- patata al horno y enfriada: 19,2 g (por cada 100 g)

También debes tener en cuenta que hay técnicas de cocinado que generan más almidón resistente que otras; por ejemplo, la patata **cocida** genera menos almidón resistente (5,8 g) que si se cocina **al horno** (19,2 g).

Esto también implica que, si tienes problemas digestivos, distensión abdominal y gases, es probable que una patata al horno te siente peor que si la tomas hervida.

Aunque el almidón resistente es muy sano para nuestro intestino, en muchos casos incrementar su ingesta puede aumentar los síntomas de malestar digestivo. Lo ideal sería tratar el intestino antes de utilizar esta técnica para que no genere molestias.

Vinagre de manzana sin filtrar

Cuando vayamos a comparlo, tenemos que elegir uno que sea auténtico, porque será el que nos reporte beneficios gracias a la fermentación. Para ello, la mejor opción es el **vinagre «sin filtrar»**. Lo reconoceremos porque tendrá posos flotando, es decir **«la madre del vinagre»**, una sustancia gelatinosa formada por bacterias y levaduras que intervienen en el proceso de fermentación.

BENEFICIOS DEL VINAGRE SIN FILTRAR

- regula la glucosa en sangre
- aporta bacterias buenas (efecto probiótico)
- aumenta la absorción de hierro y minerales
- acidifica el estómago (mejora la digestión)
- antioxidante
- antimicrobiano
- fuente de ácido butírico (mejora la microbiota porque es el alimento de las células del intestino. Es antiinflamatorio y mejora la permeabilidad intestinal)
- buen conservante

¿POR QUÉ EL VINAGRE ESTABILIZA LA GLUCOSA?

El ácido acético del vinagre **desactiva temporalmente la enzima alfa-amilasa**, que es la que convierte los almidones en azúcares en la boca. De esta manera, el azúcar y el almidón se convierten en glucosa más despacio y esta última nos llega al organismo de una forma más suave. Por eso es recomendable tomar un chupito de vinagre de manzana sin filtrar antes de las comidas ricas en hidratos de carbono. Así evitamos los picos de glucosa y te ayudará a tener menos hambre y antojos.

También, el ácido acético **ayuda a que el músculo produzca glucógeno (una reserva de glucosa del organismo) más rápido**, por lo que la absorción de glucosa es más eficiente aún.

En realidad, para regular la glucosa **sirve cualquier vinagre** (que no sea de Módena), pero si además es sin filtrar, te llevas varios beneficios en uno.

CANTIDAD QUE CONSUMIR

- 1 cucharada de vinagre diluida en medio vaso de agua
- justo antes de la comida
- 1 o 2 veces al día, aunque con una es suficiente

No es recomendable consumirlo porque puede aumentar los síntomas de reflujo y acidez si padeces:

- gastritis
- eosinofílica
- úlceras gástricas
- reflujo severo: en este caso, notarás que te quema mucho la garganta porque hay afectación de la mucosa. Si te pasa, no lo vuelvas a tomar. Puedes tratar primero la mucosa y luego retomarlo. Se puede consumir sin problema con gastritis crónica siempre que no exista un reflujo muy acusado.
- niveles bajos de potasio en sangre
- histamina alta en sangre (porque el vinagre es un producto rico en histamina)

PREGUNTAS FRECUENTES SOBRE EL VINAGRE SIN FILTRAR:

¿Qué pasa con el esmalte dental y el vinagre?

No debería causar ningún efecto perjudicial porque lo vamos a tomar justo antes de las comidas. Es decir, como luego vamos a ingerir otros alimentos, el efecto sería el mismo que si lo tomamos en una ensalada y no alteraría el pH de la boca.

Sí podría tener un efecto erosivo en el esmalte en caso de consumirlo en grandes cantidades, de forma frecuente y si después no se come nada más. En este caso, sería mejor beberlo con pajita para evitar dañar el esmalte.

¿Las embarazadas pueden consumir vinagre sin filtrar?

Aunque no sea pasteurizado, es uno de los pocos productos que sí se puede consumir en el embarazo porque tiene un pH tan ácido que no deja que los patógenos sobrevivan en él.

El motivo por el que se recomiendan productos pasteurizados (y no crudos) durante el embarazo es por el riesgo a que proliferen bacterias como la listeria o cualquier otro microorganismo patógeno.

¿El vinagre caduca?

El vinagre se ha utilizado durante siglos como un método natural para conservar alimentos en tiempos en los que no existían las neveras ni otros medios modernos de conservación de alimentos. ¿El motivo? Precisamente porque no tiene fecha de caducidad (sí de consumo preferente) y se puede mantener en buen estado de manera indefinida siempre y cuando se haya almacenado de forma correcta.

Más allá de la fecha de consumo preferente, su sabor y calidad pueden cambiar con el tiempo si está expuesto a factores como la luz o el aire. El vinagre es sensible a la luz y al calor, por lo que lo ideal es almacenarlo en un lugar fresco, seco y oscuro. En una despensa con estas condiciones se puede mantener en buen estado. Tampoco es necesario refrigerarlo porque su acidez actúa como conservante natural.

Eso sí, si el vinagre adquiere un olor desagradable, un sabor diferente o una apariencia turbia (fuera de lo normal), es mejor desecharlo.

Si tengo intolerancia a la fructosa, ¿puedo utilizar vinagre de manzana?

La manzana es uno de los alimentos más ricos en fructosa y, por consecuencia, peor tolerados. Sin embargo, puedes utilizar vinagre de manzana sin problema porque las levaduras presentes en él se encargarán de utilizar los azúcares de la manzana (fructosa y sorbitol) para producir etanol y, en una fermentación posterior, las bacterias transformarán el etanol en ácido acético.

Es decir, el vinagre de manzana no contiene fructosa porque las levaduras lo transforman gracias al proceso de fermentación.

¿Dónde adquirir vinagre sin filtrar?

Se puede adquirir en prácticamente cualquier supermercado. Solo debes fijarte en que ponga «sin filtrar» en la botella.

Evita comprar el vinagre envasado en plástico; esto puede alterar el sabor y la calidad del vinagre con el tiempo, ya que el plástico puede liberar sustancias químicas en el vinagre.

Puedes escoger cualquier variedad (de manzana, de sidra, de vino, etc.) que sea sin filtrar para obtener todos sus beneficios.

Caldo de huesos o sopa de miso

El caldo de huesos ayuda a fortalecer el sistema inmunitario y a reforzar las mucosas digestivas. Aporta una buena dosis de colágeno, glicina y glutamina, ideal para fortalecer la pared intestinal. Es importante que esté preparado con huesos de buena calidad, idealmente ecológicos.

Evita tomarlo si padeces **histaminosis** o **SIBO con sobreproducción de sulfuro de hidrógeno**. Una buena opción para los **vegetarianos** son caldos de verduras, a los que podemos añadirles un poquito de miso, una pasta de soja que se somete a una fermentación larguísima, por lo que se consiguen eliminar los antinutrientes de la soja e incluso el desarrollo de microbios buenos, enzimas y otros compuestos interesantes.

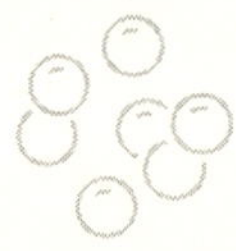

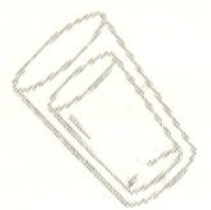

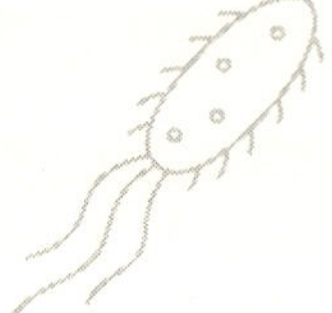

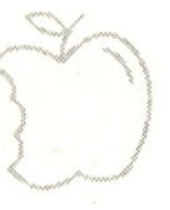

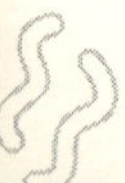

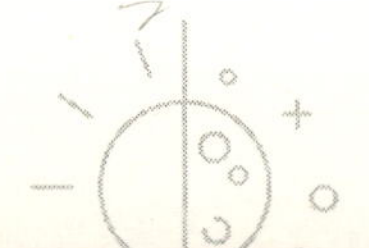

Caldo de huesos

INGREDIENTES
hueso de caña y rodilla
hueso de jamón
espinazo salado de cerdo (saladillo)
carcasa de pollo
patas de pollo
zanahoria, calabacín, puerro, cebolla... (verdura a elegir)
2 pechugas de pollo o gallina
2-3 cdas. de vinagre de manzana sin filtrar
opcional: añadir 1 cdta. de cúrcuma en polvo

ELABORACIÓN:

1. Pon todos los ingredientes (menos las verduras) en una olla, añade el vinagre por encima y después cubre todo con agua. Las verduras puedes echarlas justo al final de la cocción.
2. Cocina a fuego lento todo el tiempo posible.
3. Si es en la olla lenta (*crock pot*) déjalo como mínimo 12 horas, así obtendrás más minerales y un mejor sabor.

Polifenoles

Los polifenoles son compuestos bioactivos que se encuentran en los alimentos de origen vegetal, entre ellos:

- frutas: frutos rojos, cítricos, granada, uvas, manzanas, peras y aguacate
- vegetales como el ajo o la cebolla
- legumbres
- hierbas
- frutos secos
- especias: canela y raíz de la cúrcuma o el jengibre
- té (té verde ver pp. 131-132)
- café (ver pp. 130-131)
- aceitunas y aceite de oliva virgen
- cacao, etc.

Son conocidos por sus efectos sobre el estrés oxidativo, propiedades antiinflamatorias, antivirales, antimicrobianas, cardioprotectoras, neuroprotectoras, entre otras. Su consumo se ha relacionado con efectos beneficiosos en enfermedades cardiometabólicas, neurodegenerativas y oncológicas.

Cuando los polifenoles alcanzan el intestino grueso, ejercen un efecto prebiótico, lo que significa que pueden ayudar a favorecer el crecimiento de bacterias beneficiosas y evitar aquellas potencialmente patógenas.

EL AJO

El ajo es rico en una sustancia que se llama alicina, que es su principio activo principal y al que se le atribuyen muchos de sus beneficios. Esta sustancia se produce al cortar o machacar el diente. Entre sus beneficios destacan:

- potente antiinflamatorio
- antiviral
- combate las infecciones
- aumenta defensas
- mejora la circulación
- expectorante
- previene la hipertensión

Según diversos estudios, la dosis diaria recomendada para obtener sus beneficios sería de 2-3 dientes.

¿Y por qué a mí me hincha?

Es posible que después de leer todas estas propiedades, te preguntes por qué se te hincha la tripa cuando comes ajo si es tan bueno. De hecho, aunque tiene muchísimas propiedades, es un alimento con un alto contenido de fructanos (al igual que la cebolla), un tipo de carbohidrato que puede causar hinchazón, gases y dolor **si tu sistema digestivo no está bien**. Por eso, aconsejo evitarlo durante las primeras semanas del reto, pero, cuando nos hayamos recuperado, lo volveremos a introducir poco a poco y, de esta forma, crearemos tolerancia a estos efectos inflamatorios para poder beneficiarnos de todas sus propiedades.

CÚRCUMA

La cúrcuma está formada por la curcumina, el ingrediente activo rico en polifenoles que le da ese característico color amarillo. Se la conoce por ser un potente antiinflamatorio y tener propiedades inmunitarias, e incluso se ha demostrado reduce los síntomas de algunas enfermedades, además de tener efectos beneficiosos en personas sin ninguna dolencia en casos de inflamación de bajo grado.

Te dejo por aquí algunos de sus beneficios:

- Reduce síntomas de osteoartritis.
- Mejora el sistema inmune por sus propiedades antioxidantes, antibacterianas, antivirales e antiinflamatorias.
- Ayuda a todas las enfermedades con una base inflamatoria, desde el colon irritable hasta el alzhéimer.
- Mitiga el dolor muscular después del ejercicio físico y mejora la recuperación y rendimiento en personas activas.
- Mejora el síndrome metabólico, la resistencia a la insulina, la hiperglucemia, la hipertensión, regula el colesterol y los triglicéridos.
- Puede ayudar en la depresión por su relación con la inflamación.
- Mejora la función hepática.
- Ayuda a prevenir el cáncer y la enfermedad cardiovascular.

Como dato, hay estudios que destacan el poder antiinflamatorio de la cúrcuma en comparación con los fármacos antiinflamatorios. Por ejemplo, se ha comprobado que la cúrcuma equivale al ibuprofeno para tratar la artrosis de rodilla. Además, también se ha demostrado que es más efectiva en el tratamiento con diclofenaco para la artrosis reumatoide. ¿Sabes lo mejor de todo? Que no tiene efectos secundarios.

Para beneficiarnos de sus cualidades, la mayoría de las investigaciones establecen que en adultos es seguro tomar entre 400-600 mg de polvo puro de cúrcuma 3 veces al día, lo que equivaldría a tomar desde 4.000-8.000 a 12.000 mg de curcumina.

JENGIBRE

El jengibre es otra de las raíces consideradas como las mejores medicinas naturales del mundo. Es muy conocida por sus cualidades antiinflamatorias y digestivas. También contiene jingerol, un principio activo que se asocia a propiedades antioxidantes y antiinflamatorias. Tanto la cúrcuma como el jengibre potencian sus cualidades si añadimos un poco de pimienta negra molida.

BENEFICIOS PARA LA SALUD

- Es diurético y acelera el metabolismo, aumenta la temperatura corporal y elimina la retención de líquidos.
- Al igual que la cúrcuma, su poder antiinflamatorio es equivalente al de algunos fármacos en el tratamiento de artrosis de rodilla.
- Mejora la circulación sanguínea.
- Ayuda con las gripes, los resfriados y la afonía por sus propiedades expectorantes, antitusivas, antiinflamatorias y antibióticas.
- Refuerza el sistema inmune.
- Mejora la digestión, ayuda con cólicos, diarreas, gases, espasmos intestinales o indigestión. Ayuda a reducir náuseas y vómitos.

CÓMO TOMARLO

En infusión para mejorar el malestar de estómago

- Lava bien el jengibre y córtalo en rodajas finas (es mejor tomarlo así y no rallado si tienes reflujo o acidez porque el sabor es más fuerte, más picante). No es necesario pelarlo si es orgánico.
- Calienta una taza de agua en una olla o tetera hasta que comience a hervir. Después añade 2 rodajas. Reduce el fuego y deja que la mezcla hierva a fuego lento durante unos 10-15 minutos para que la raíz libere sus propiedades en el agua.
- Se puede conservar cortado en rodajas en el congelador.

Raíz cruda: se puede rallar e incluir en recetas de todo tipo: sopas, cremas, ensaladas, sofritos, asados, etc.

En polvo: se utiliza igual que la raíz cruda, solo que este formato es más cómodo y fácil de conservar.

LA CANELA

En el mercado solemos encontrar dos tipos de canela: la de Ceilán, procedente de Sri Lanka y del sur de la India, y la Cassia, procedente de China, Indonesia o Vietnam, además de ser la que más se utiliza en Europa y la más barata.

La diferencia entre ambas es la cantidad de **cumarina** que contienen. Este es un compuesto aromático que recuerda a la vainilla, el problema es que es tóxico para el hígado en ciertas cantidades. La canela de Cassia es la que más cantidad de cumarina contiene a diferencia que la de Ceilán, que apenas tiene trazas de ella.

La Unión Europea ha establecido unos niveles máximos de utilización directa de cumarina para aromatizar algunos productos (por ejemplo, en postres, productos de panadería que contengan canela o cereales de desayuno, incluido el muesli). Sin embargo, no se han establecido unos niveles máximos para la consumición de la canela.

¿Cuánta canela podemos tomar al día?

La Autoridad Europea de Seguridad Alimentaria establece que la cantidad máxima diaria que el organismo tolera de cumarina está situada en **0,1 mg por kilogramo de peso**. O lo que es lo mismo, un **adulto de 60 kg** podría consumir **6 mg diarios de cumarina**, lo que equivaldría a unos **2 gramos de canela Cassia** diarios, la mitad de una cucharadita pequeña.

Así que, si tomas canela de Ceilán, no tienes que preocuparte por la cantidad de canela que consumes. En cambio, te aconsejo que no utilices canela Cassia a diario o que la tomes en poca cantidad para que sea segura.

En el caso de los niños, embarazadas o pacientes con insuficiencia hepática, lo ideal es que consuman canela de Ceilán auténtica (de la especie Cinnamomum zeylanicum) para evitar riesgos.

BENEFICIOS DE LA CANELA DE CEILÁN

- regula los niveles de glucosa
- mejora la circulación
- antioxidante
- antiinflamatoria
- antiséptica y antifúngica
- puede ayudar con digestiones difíciles y gases

CÓMO TOMARLA

- Como condimento en comidas y postres dulces.
- Se puede añadir al café, té o infusiones como endulzante tanto en rama como en polvo.
- Se puede tomar en suplemento si quieres mejorar los niveles de glucosa en sangre.

Omega-3

El omega-3 es un ácido graso poliinsaturado (grasa saludable) que realiza funciones esenciales para nuestra salud, pero nuestro cuerpo no es capaz de producirlo por sí mismo. Es decir, necesitamos adquirirlo por medio de la dieta.

Entre los omega-3 más importantes se encuentran:

- el ácido eicosapentaenoico (EPA). Origen animal.
- el ácido docosahexaenoico (DHA). Origen animal.
- el ácido alfa-linolénico (ALA). Origen vegetal. La conversión de ALA en estos ácidos grasos en el cuerpo humano es limitada.

Las fuentes naturales de omega-3 de origen animal pueden ser los pescados grasos (caballa, anchoas, arenques, sardinas, salmón), los mariscos y los huevos enteros. Entre las vegetales se encuentran las semillas (de lino, chía, cáñamo, sésamo), los frutos secos (nueces, almendras) y las algas.

BENEFICIOS DEL OMEGA-3

- efecto antiinflamatorio
- disminución de la inflamación muscular causada por el ejercicio (acelera la recuperación muscular)
- mejora el sistema nervioso
- efecto antioxidante
- mejora la actividad de las células cerebrales, aumenta la dopamina, serotonina, noradrenalina (es decir, mejora el estado de ánimo)
- mejora el sistema inmune
- mejora la salud de la piel
- mejora la salud cardiovascular
- regula colesterol y triglicéridos
- regula presión arterial
- ayuda a mejorar la salud ósea
- es muy importante en embarazo y lactancia por el correcto desarrollo cerebral y visual del feto
- ayuda a prevenir y mejorar la depresión postparto

CAPÍTULO 5

Bebidas antiinflamatorias

BENEFICIOS DE LAS BEBIDAS ANTIINFLAMATORIAS

- ayudan a saciarte entre comidas
- ayudan a hidratarte
- ayudan a expulsar gases
- ayudan a mantener la glucosa estable
- **no rompen el ayuno**
- **prácticamente no aportan ninguna kilocaloría extra**

Chupito antiinflamatorio*

INGREDIENTES

1 cda. sopera de vinagre de manzana sin filtrar
medio vaso de agua
1 cdta. de jengibre rallado
½ cdta. de cúrcuma en polvo
1 pizca de pimienta negra

ELABORACIÓN

1. Mezcla todos los ingredientes en un vaso.

¿CÓMO TOMARLA?

Por la mañana en ayunas
4-5 días en semana, 1 vez al día.

* Cuando tomes el chupito antiinflamatorio, no tomes la infusión dorada (pág. 89), pero sí puedes alternarlas.

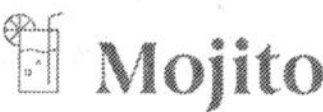

Mojito

INGREDIENTES

1 cdta. de té verde
220 ml de agua con gas
1 chorrito de jugo lima
hojas de menta
1 cda. de vinagre de manzana (opcional)

ELABORACIÓN

1. Prepara una taza de té verde y déjalo enfriar.
2. En un vaso, combina el jugo de lima y las hojas de menta.
3. Machaca ligeramente las hojas de menta para liberar su sabor.
4. Añade el té verde enfriado, el vinagre y el agua con gas.

Té verde, jengibre y hierbabuena

INGREDIENTES

2 cdtas. de hojas de té verde
1-2 rodajas de jengibre
1 chorrito de limón o 1 lima
1 hoja de hierbabuena
220 ml de agua
1 cda. vinagre de manzana sin filtrar (opcional)

ELABORACIÓN

1. Puedes encontrar las hojas de hierbabuena, el jengibre y la lima en cualquier supermercado.
2. Lava bien el jengibre y córtalo en rodajas finas. No es necesario pelarlo si es orgánico y está limpio.
3. Limpia bien las hojas de hierbabuena y corta una rodaja de lima.
4. Calienta una taza de agua en una olla o tetera hasta que comience a hervir. Después añade la rodaja de jengibre y la lima al agua caliente.
5. Añade las hojas de té verde en un infusor o en una taza. Si quieres preparar más cantidad, pon unos 2,5 g (una cucharadita) de té por cada 220 ml de agua, aunque con el tiempo puedes ajustar esa cantidad a tu gusto. Vierte el agua caliente con el jengibre y la lima en la taza. Deja que el té verde se infusione durante un minuto y medio, retira el infusor o cuela las hojas.
6. Al final, cuando sirvas la infusión, añade las hojas de hierbabuena y el vinagre si quieres (este le da un toque como si fuera una kombucha).

PUEDES TOMARLA FRÍA

Solo mezcla todos los ingredientes y deja que maceren durante 15 minutos para que el agua coja el sabor. Si quieres, puedes añadir hielo para que esté aún más fría.

Menta, jengibre y lima

INGREDIENTES

10-12 hojas de menta fresca
1 rodaja de jengibre fresco
1 rodaja de lima (o limón)
1 taza de agua caliente o fría
1 cda. de vinagre de manzana sin filtrar o 10 ml de agua de mar (opcional)

ELABORACIÓN

1. Puedes encontrar las hojas de menta, el jengibre y la lima en cualquier supermercado.
2. Lava bien el jengibre y córtalo en rodajas finas. No es necesario pelarlo si es orgánico y está limpio.
3. Limpia bien las hojas de menta y corta una rodaja de lima.
4. Calienta una taza de agua en una olla o tetera hasta que comience a hervir.
5. Después, añade la rodaja de jengibre y la lima al agua caliente.
6. Reduce el fuego y deja que la mezcla hierva a fuego lento durante unos 10-15 minutos para permitir que los ingredientes liberen sus propiedades en el agua.
7. Al final, cuando la sirvas, añade las hojas de menta fresca y el vinagre (le da un toque a kombucha) o el agua de mar.

PUEDES TOMARLA FRÍA

Solo mezcla todos los ingredientes y deja que maceren durante 15 minutos para que el agua coja el sabor. Si quieres, puedes añadir hielo para que esté aún más fría.

Té rojo y cítricos

INGREDIENTES

1 cdta. de té rojo
1 rodaja de naranja
220 ml de agua
1 chorrito de jugo de lima
1 cda. de vinagre de manzana (opcional)
1 hoja de hierbabuena o menta
hielo (opcional)

ELABORACIÓN

1. Prepara una taza de té rojo y déjalo enfriar.
2. En un vaso, mezcla el té rojo enfriado con el jugo de lima, las rodajas de naranja, el vinagre, la hierbabuena o la menta.
3. Por último, añade el hielo.

Infusión para desinflamarse y deshincharse

INGREDIENTES

½ cda. de hierba de hinojo
½ cda. de hierba de menta piperita en hoja
½ cda. de hierba de melisa en hoja
2 rodajitas de jengibre (o ½ cdta. de jengibre fresco rallado)

ELABORACIÓN

1. Puedes encontrar las hierbas en cualquier herbolario.
2. Mezcla todos los ingredientes en 1 litro de agua en frío.
3. Lleva a ebullición y hierve a fuego suave durante 10 minutos.
4. Una vez esté listo, cuélalo y tómala a lo largo del día.
5. Si al probarla notas que el sabor del jengibre está muy concentrado, añade más agua para diluirlo un poquito más y que no te siente mal.

Esta infusión es un potente reparador de la mucosa digestiva, nos ayudará a mejorar las digestiones, mejorar síntomas como la hinchazón, gases, el reflujo, la acidez y regular el tránsito intestinal.

¿CÓMO TOMARLA?

Tómala entre comidas (½ vasito o uno entero), sobre todo una hora y media o dos horas después de la cena para ayudar a la digestión.
Puedes hacer más cantidad para que te dure 2-3 días.
Siempre refrigerada.
También se podría congelar.

Té verde y limón

INGREDIENTES

1 cdta. de té verde
1 chorrito de limón
1 hoja de hierbabuena
220 ml de agua
1 cda. de vinagre de manzana (opcional)
hielo (opcional)

ELABORACIÓN

1. Prepara una taza de té verde y déjalo enfriar.
2. En un vaso, mezcla el té verde enfriado con el jugo de limón, la hierbabuena, el vinagre y mézclalo.
3. Por último, añade el hielo.

Leche dorada

INGREDIENTES

1 taza de bebida vegetal sin azúcar
½ cdta. de cúrcuma en polvo
¼ cdta. de canela de Ceilán en polvo
¼ cdta. de jengibre en polvo (o jengibre fresco rallado)
1 pizca de pimienta negra

ELABORACIÓN

1. Calienta la bebida vegetal a fuego medio, agrega la cúrcuma, la canela y el jengibre a la leche caliente.
2. Agrega la pimienta negra y revuelve.
3. Una vez que todos los ingredientes estén bien mezclados y la leche esté caliente, retira la cacerola del fuego.
4. Sirve y ¡a disfrutar!

PUEDES TOMARLA FRÍA

Solo mezcla todos los ingredientes y deja que maceren durante 15 minutos para que el agua coja el sabor. Si quieres, puedes añadir hielo para que esté aún más fría.

Infusión dorada*

INGREDIENTES

1 taza de agua
½ cdta. de cúrcuma en polvo
¼ cdta. de canela de Ceilán en polvo
¼ cdta. de jengibre en polvo (o ½ cdta. de jengibre fresco rallado)
1 pizca de pimienta negra

ELABORACIÓN

1. Calienta el agua a fuego medio, agrega la cúrcuma, la canela y el jengibre al agua caliente.
2. Agrega la pimienta negra y remueve.
3. Una vez que todos los ingredientes estén bien mezclados y el agua esté caliente, retira la cacerola del fuego y sirve.

PUEDES TOMARLA FRÍA

Solo mezcla todos los ingredientes y deja que maceren durante 15 minutos para que el agua coja el sabor. Si quieres, puedes añadir hielo para que esté aún más fría.

¿CÓMO TOMARLA?

Por la mañana en ayunas. Puedes tomarla a diario, 1 vez al día.

* Cuando tomes la infusión dorada, no tomes el chupito antiinflamatorio (p. 85), pero sí puedes alternarlas.

¿CUÁNDO TOMARLAS?

Puedes tomarlas a diario.

ELIGE TU MOMENTO PREFERIDO

- **En ayunas por la mañana:** muchas personas prefieren tomar las infusiones o cócteles por la mañana para obtener un impulso de energía y ayudar a despertar el sistema digestivo.
- **Entre comidas:** te ayudarán a sentirte saciado, hidratado, a regular los picos de glucosa y a sentirte con energía.
- **Después de las comidas:** te pueden ayudar a hacer la digestión.

* No se recomienda tomar un exceso de líquido después de las comidas si te encuentras hinchado. Si tienes anemia o el hierro bajo, tampoco se recomienda tomar café o té después de comer.

** Durante embarazo, prepara la infusión solo con jengibre y lima.

*** Si estás tomando alguna medicación, pregunta a tu profesional de confianza.

TIP CONSERVACIÓN JENGIBRE

Te recomiendo que lo laves, lo peles (si no es ecológico) y los cortes en rodajitas antes de meterlo en el congelador en una bolsita de silicona o en un táper pequeño.

Cuando quieras usarlo, solo tendrás que sacar las rodajas que vayas a necesitar y echarlas directamente en el agua caliente (¡no hace falta descongelarlo!).

TIP CONSERVACIÓN HIERBAS

Te recomiendo que para conservar las hojas de menta, hierbabuena, etc., las laves bien primero y las metas en el congelador en una bolsita de silicona para congelar o en un táper pequeño.

Solo necesitarás sacar de la bolsa las hojas que vayas a utilizar y echarlas directamente en el agua caliente (no hace falta descongelarlas).

Si no quieres hacer infusiones o cócteles todos los días, la mejor opción **es preparar más cantidad y verterla en una cubitera**. Puedes añadir una hoja de menta o hierbabuena en cada cubito de hielo para darle más sabor.

Una vez congelados, solo tienes que poner agua caliente en una taza y añadir unos 4 hielos (en caso de que la consumas fría) y ¡listo para disfrutar!

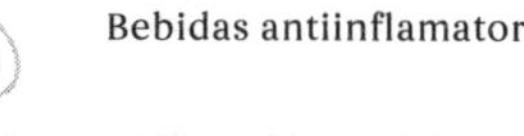

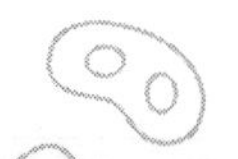

Antes de seguir adelante, te hago un repaso de las pautas que te pueden ayudar a desinflamarte y ganar salud:

- No comas continuamente, espacia las comidas al menos 4-5 horas. El exceso de frecuencias de ingesta no deja que nuestro sistema digestivo pueda hacer su autolimpieza de los restos de la digestión anterior. Con esto pueden mejorar los gases y la hinchazón abdominal. Come con hambre y saciándote de manera correcta. Evita hacer medias mañanas y meriendas para poder espaciar las ingestas de forma adecuada.
- Haz unas 12 horas de ayuno desde que cenas hasta que desayunas. Es muy fácil, lo único que tienes que hacer es cenar pronto, sobre las 20.00-21.00 y desayunar sobre las 9.00.
- Toma infusiones entre horas, no añadas demasiado líquido en las comidas principales.
- Come alimentos con nutrientes, comida real.
- Añade proteínas y grasas buenas en todas las comidas, además de verduras y frutas; así te sentirás más saciado.
- Evita las harinas, los azúcares y los edulcorantes, así como las grasas saturadas fritas u oxidadas.
- Es importante moverse, hacer ejercicio físico, a ser posible combinando fuerza y ejercicio aeróbico.
- El descanso es fundamental. Si duermes poco, seguro que notarás que tienes más ansiedad por dulce al día siguiente. Se desregula la glucosa.
- Gestiona el estrés (por ejemplo, con meditación y ejercicio).
- Exponte a la luz natural porque mejora la concentración, el ritmo cognitivo y la circulación sanguínea, y favorece un buen descanso por la noche y el bienestar general.

SI TIENES PROBLEMAS DIGESTIVOS PRUEBA ESTOS CONSEJOS

- No tomes café o té, y mucho menos les añadas azúcar o edulcorantes, entre comidas o durante el ayuno nocturno, pues interrumpe el descanso digestivo, aunque no el ayuno metabólicamente hablando. El agua templada con limón en este caso suele venir muy bien.
- Bebe agua caliente (o del tiempo) porque favorece la motilidad gástrica, un proceso muy importante

para hacer bien las digestiones. En cambio, si tomas agua fría, las contracciones del estómago disminuyen.

- No comas chicle o, por lo menos, no te tomes un paquete entero. Llevan sorbitol, el edulcorante que les da sabor, y tiene efectos laxantes que puede irritar el intestino y provocar muchos síntomas como gases, hinchazón, incluso heces blandas y olorosas.

Y SI QUIERES MEJORAR TU ENERGÍA Y TU COMPOSICIÓN CORPORAL, SIGUE ESTOS HÁBITOS

- Incorpora 20-30 g de proteína en cada comida.
- Añade vegetales en todas las comidas.
- Camina 30-60 min al día.
- Entrena fuerza 3-4 veces en semana.
- Ayuna 12 horas al día.
- Espacia las comidas unas 4-5 horas.
- Vigila que el 90 por ciento de lo que ingieres sea comida real.
- Duerme 6-9 horas al día.
- Come de día y duerme de noche.
- Sé constante.
- Agradécete diariamente todo el esfuerzo que haces.

Y SI QUIERES AÑADIR UN EXTRA DE SUPLEMENTOS AL DÍA

- 3-5 g de creatina
- 10-20 g de colágeno + 5 g de glicina
- 20-30 g de proteína en polvo
- 20-40 ml de agua de mar
- 1 g de omega-3
- 200-400 mg de magnesio

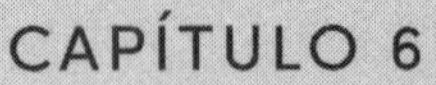

CAPÍTULO 6

Pérdida de grasa

Son 5 aspectos fundamentales los que tenemos que tener en cuenta para la pérdida de grasa:

- déficit calórico
- suficiente cantidad de proteína
- reducción del carbohidrato
- más fuerza y menos cardio
- más movimiento de baja intensidad

Del déficit calórico ya hemos hablado en páginas anteriores (p. 30). Vamos a detenernos ahora en el segundo punto

Suficiente proteína

BENEFICIOS DE LA PROTEÍNA EN LA PÉRDIDA DE GRASA

Las proteínas son el principal componente de nuestro cuerpo, ya que participan en casi todos los procesos celulares para mantener las estructuras que lo componen: músculos, tendones, pelo, etc. Los beneficios fundamentales que aportan en el proceso de pérdida de grasa son los siguientes:

- Aportan saciedad, cosa que facilita mantener el déficit calórico y el control del peso.
- Previenen la pérdida de masa muscular, uno de los mayores riesgos de estar en déficit calórico.
- Elevan la termogénesis, es decir, la temperatura corporal.

Es importante señalar que cuando hablamos de aumentar la cantidad de proteína siempre nos referimos a unos niveles saludables dentro de un rango adaptado a la cantidad de ejercicio de cada persona (ver p. 26).

CANTIDAD DE PROTEÍNA

Para aumentar la saciedad y evitar la pérdida de masa muscular, la cantidad de proteína diaria necesaria sería: **1,2- 1,8/2 g de proteína/kg.**

EJEMPLO

Para una persona que pesa 60kg, la cantidad de proteína diaria sería:

- **Si hace poco ejercicio o muy moderado** (caminar, baile, clases dirigidas) 2-3 veces/semana: **(1,2 g/kg)** = 72 g proteína/día.
- Ejercicio **moderado-intenso** (entrenamiento de fuerza spinning, step, etc.), 3 o más veces/semana: **(1,5 g/kg)** = 90 g proteína/día.
- Si hace ejercicio **muy intenso** (crossfit, deportes de competición como natación, futbol, rugby, etc.): **(1,8-2 g/kg)** = 108-120 g/ día.

Tiraremos hacia un lado u otro del intervalo en función de la cantidad e intensidad de ejercicio realizado: **1,2-1,8/2 g de proteína/kg**.

RESUMEN

Cantidad de proteína/día:

- poco ejercicio **(60-80 g/día)**
- ejercicio moderado-intenso **(80-95 g/día)**
- ejercicio muy intenso **(90-120 g/día)**

* Si tienes mucho sobrepeso recuerda siempre calcular los requerimientos de proteína según tu peso objetivo y no a partir de tu peso real.

¿TENGO QUE PESAR LA COMIDA CADA DÍA?

No, con esto de las cantidades recomendadas no te estoy diciendo que peses cada alimento que vayas a consumir, pero si no tienes mucha idea de la cantidad de proteína diaria que comes, pésala durante 1-2 días para hacerte una idea de si te faltan proteínas.

GRAMOS DE PROTEÍNA EN UNA RACIÓN

1 ración (peso en crudo)	2 huevos	150-200 g de pechuga de pavo	150-200 g de pechuga de pollo	150-200 g de lomo de cerdo	150-200 g de ternera magra
g de energía	13 g	32-43 g	30-40 g	25-33 g	31-41 g

1 ración (peso en crudo)	150-200 g de salmón	150-200 g de merluza	200-250 ml de yogur natural	80-125 g de queso fresco	40-60 g de queso curado
g de energía	24-33 g	15-20 g	8-10 g	20-31 g	15-22 g

1 ración (peso en crudo)	200-250 ml de yogur de soja	60-80 g de legumbres	30-40 g de soja texturizada	150-200 g de tofu	150-200 g de bocados de heura	150-200 g de tempeh
g de energía	7,4-9,3 g	14-19 g	18-20 g	26-34 g	29-38 g	26-35 g

DISTRIBUCIÓN DE LA PROTEÍNA

Lo ideal es distribuir el total de las proteínas en función de las comidas que se hagan al día: si se hacen 3 comidas al día (desayuno, comida y cena), habría que dividir entre 3 la cantidad total de proteína recomendada.

Para alguien que haga poco ejercicio: **72 g de proteína/3= 24 g de proteína en cada comida**.

Si se hacen 5 comidas (desayuno, media mañana, comida, merienda y cena), tendremos que consumir el 30 por ciento de la proteína en las comidas principales y un 5 por ciento en la media mañana y merienda.

Para alguien que haga poco ejercicio: **72 g de proteína al día:**

DESAYUNO	MEDIA MAÑANA	COMIDA	MERIENDA	CENA
21,6 g	**3,6 g**	**21,6 g**	**3,6 g**	**21,6 g**

Carbohidratos en la pérdida de grasa

En la mayoría de los estudios, las dietas bajas en carbohidratos (low carb) son las que mejores resultados dan en cuanto a pérdida de grasa y peso. No existe una definición consensuada de dieta baja en carbohidratos, pero lo que sí sabemos es que la recomendación oficial indica que los carbohidratos deben aportar entre el 50-60 % del total de la ingesta diaria.

¿POR QUÉ LOW CARB?

Hacer este tipo de dieta puede traernos grandes beneficios para la salud. Vamos a reducir el consumo de carbohidratos, a aumentar ligeramente el consumo de grasas saludables y a mantener una ingesta de proteínas adecuada a nuestras necesidades para que se produzca un estado metabólico en el que el cuerpo no solo queme carbohidratos como fuente de energía.

Cuando limitamos la ingesta de hidratos de carbono mejora la sensibilidad a la insulina y, como resultado, mejora la energía, el cansancio, la sensación de hambre y la irritabilidad.

Tras una comida rica en hidratos de carbono y azúcar se eleva la glucosa en sangre y el páncreas segrega insulina para intentar reducirla. **En personas especialmente sedentarias** que ingieren mucho carbohidrato, el glucógeno muscular suele estar lleno y los músculos no captan más glucosa, por lo que el páncreas se verá obligado a liberar más insulina y ello se traducirá en posibles bajones de glucosa o hipoglucemias.

Estos bajones de glucosa aumentan el apetito y favorecen la atracción por comidas ricas en carbohidratos refinados (galletas, bollos, productos ricos en azúcares, zumos, refrescos, chocolates, etc.). Si de nuevo tomamos dulces o hidratos, entramos en otra crisis de hipoglucemia en la que la glucosa se dispara y el páncreas debe generar una nueva descarga de insulina para compensar el exceso de glucosa en la sangre. Se repite así el «bajón de azúcar».

Estas oscilaciones en las que el cerebro recibe menos glucosa provocan un desajuste nervioso que se traduce en irritabilidad, temblores, mareo, ansiedad, fatiga y ganas de volver a comer dulce o hidratos, fumar o tomar un café, algo que vuelva a estimularnos.

Es posible que no tengas diabetes ni un diagnóstico de resistencia a la insulina, pero sí que te veas reflejado en muchos de los síntomas de la hipoglucemia.

SÍNTOMAS DE LAS HIPOGLUCEMIAS

- hambre
- palidez
- sudor frío
- irritabilidad + temblor
- náuseas
- palpitaciones
- falta de concentración
- mareo y debilidad
- dolor de cabeza
- sensación de calor o frío
- alteración de la memoria
- confusión

Comer ultraprocesados provoca pequeñas hipoglucemias que, mantenidas en el tiempo, pueden llegar a causar resistencia a la insulina o incluso diabetes, y estas patologías tienen un nexo que no es otro que la INFLAMACIÓN.

Debemos limitar la ingesta de carbohidratos y azúcar para mejorar la sensibilidad a la insulina y reducir todos estos síntomas. Así recuperaremos el nivel de energía durante todo el día, regularemos el apetito y mejorarán los antojos por dulces y la inflamación de bajo grado.

Bajar un poco el consumo de carbohidratos, aumentar ligeramente las grasas saludables y mantener una cantidad de proteínas adecuada a nuestras necesidades hará que se produzca un estado metabólico en el que el cuerpo no solo queme carbohidratos como fuente de energía.

Hacer este tipo de dieta puede traernos grandes beneficios para la salud:

- Mejora la sensibilidad a la insulina.
- Reduce la inflamación.
- Mejora la salud del sistema nervioso, ya que al reducir la inflamación, hace que mejore la función cognitiva, así como la atención y la concentración.
- Previene el riesgo de sufrir enfermedades cardiovasculares, ya que ayuda a reducir los niveles de triglicéridos y el LDL y aumenta el colesterol HDL (el «bueno»).
- Ayuda a perder grasa y peso, porque al consumir más grasas buenas y menos hidratos y azúcares hay más saciedad, se ingieren menos calorías y se reduce la sensación de apetito.

MENÚ PARA LA PÉRDIDA DE PESO

Una distribución del menú para una pérdida de peso en un plan low carb puede quedar de la siguiente manera:

- **pan de masa madre o integral**: 1-2 veces al día
- **patata, boniato, quinoa, legumbres**: 2 días a la semana
- **frutas**: 2-3 raciones de 125-150 g al día

Más fuerza, menos cardio

El entrenamiento de fuerza con peso es fundamental para prevenir la pérdida de masa muscular. Cuánto más músculo pierdas, más se reducirá el gasto calórico total y más grasa acumularás.

Tranquilo, no significa levantar grandes pesos; también puedes entrenar fuerza con poca carga y muchas repeticiones o incluso con tu propio peso.

Es un error pensar que hacer exclusivamente mucho ejercicio aeróbico (como correr u otros) te hará perder más grasa cuando, en realidad, sucede todo lo contrario. Por supuesto, el ejercicio aeróbico acompañado del ejercicio de fuerza tiene sus beneficios, pero lo principal es entrenar fuerza.

De hecho, si tienes sobrepeso el ejercicio aeróbico no solo te hará sentir más fatigado, sino que, además, notarás mucho más apetito, lo que puede dificultar que mantengas el déficit calórico.

Si quieres perder grasa, puedes hacer 1-2 sesiones de cardio a la semana, pero no más. Prioriza las sesiones de fuerza.

Es importante ir aumentando la intensidad del entrenamiento y variar los ejercicios porque, con el tiempo, tu cuerpo se irá adaptando a la rutina y quemarás menos calorías si haces lo mismo.

El ejemplo más sencillo de entender es **cuando empiezas a correr**. Si siempre corres la misma distancia y vas a la misma velocidad, las primeras sesiones te costarán mucho esfuerzo. Bien, imagina que al principio quemas 250 kcal por sesión. Pues al cabo de un tiempo, si no varías la distancia ni la intensidad, quemarás unas 200 kcal, porque cada vez estás más adaptado a ese ejercicio y te costará menos realizarlo.

Esto no quiere decir que baste con ir levantando más peso cada cierto tiempo, sino que habrá que hacer repeticiones adicionales con el mismo peso o aumentar la dificultad de los ejercicios y hacer intervalos de mayor intensidad para que veamos el progreso.

Más movimiento de baja intensidad

Además del entrenamiento de fuerza es muy importante mantenerse activo durante el día (caminar, subir escaleras, etc). Entrenar 1 hora al día y permanecer las otras 23 sentado o tumbado sigue siendo un estilo de vida sedentario. Para evitarlo, aplicamos lo que se conoce como NEAT: cualquier forma de movimiento que no implica un ejercicio estructurado y que contribuye al gasto energético diario.

IMPORTANCIA DEL NEAT

El NEAT representa entre el 15 y el 20 por ciento de nuestro gasto energético diario total.

GASTO ENERGÉTICO TOTAL			
≈5 %	≈10 %	≈15 %	≈70 %
EAT: termogénesis del ejercicio físico	**TEF:** efecto térmico de los alimentos	**NEAT:** termogénesis del movimiento fuera del ejercicio	**BMR:** tasa metabólica basal

Beneficios de aumentar el NEAT

- Eleva el gasto calórico total del día (nuestro cuerpo gasta más calorías).
- Permite alcanzar un déficit calórico sin reducir en exceso la ingesta de calorías
- El proceso de la pérdida de peso se vuelve más manejable y duradero.

¿Cómo aumentar el NEAT?

- Usar las escaleras en lugar del ascensor.
- Estacionar lejos de tu destino.
- Desplazarte a pie o en bicicleta.
- Camina al menos 8.000-10.000 pasos diarios.

Para mantener tu déficit calórico camina entre 10.000-15.000 pasos al día.

CAPÍTULO 7

Cómo distribuir el plato en una dieta antiinflamatoria

Para ayudarte a mejorar la forma en la que comes, te propongo dos planes: uno enfocado en la pérdida de peso y el otro en el mantenimiento.

PLAN PARA LA PÉRDIDA DE PESO

DESAYUNO	COMIDA	CENA
• **proteína (20-30 g)**: yogur natural y/o griego, huevo, jamón, atún, anchoas, caballa, sardinas... • **grasas**: AOVE, aguacate, frutos secos, etc. • **hidratos**: fruta, pan de calidad	• **proteína (20-30 g)**: ternera, pollo, pavo, pescado, huevo, tofu, etc. • **grasas:** AOVE, aguacate, aceitunas, frutos secos, etc. • **hidratos**: verduras + 2 raciones a la semana de: legumbre, patata o boniato, quinoa o arroz	• **proteína (20-30 g)**: ternera, pollo, pavo, pescado, huevo, tofu, etc. • **grasas**: AOVE, aguacate, aceitunas, frutos secos • **hidratos**: verduras y 1 pieza de fruta opcional

* Puedes añadir fruta después de las comidas (2-3 piezas al día), pero recuerda que podría aumentar la distensión abdominal. Lo ideal sería añadirla en el desayuno en caso de que tengas problemas digestivos.

PLAN DE MANTENIMIENTO

DESAYUNO	COMIDA	CENA
• **proteína (20-30 g):** yogur natural y/o griego, huevo, jamón, atún, anchoas, caballa, sardinas... • **grasas**: AOVE, aguacate, frutos secos • **hidratos**: fruta, pan bueno	• **proteína (20-30 g)**: ternera, pollo, pavo, pescado, huevo, tofu, etc. • **grasas**: AOVE, aguacate, aceitunas, frutos secos • **hidratos**: verduras + 4 raciones a la semana de legumbre, patata o boniato, arroz o quinoa	• **proteína (20-30 g)**: ternera, pollo, pavo, pescado, huevo, tofu etc. • **grasas**: AOVE, aguacate, aceitunas, frutos secos • **hidratos**: verduras + 1 pieza de fruta opcional

* Puedes añadir fruta después de las comidas (2-3 piezas al día), pero recuerda que podría aumentar la distensión abdominal. Lo ideal sería añadirla en el desayuno en caso de que tengas problemas digestivos.

Desayunos

Multitud de estudios confirman que incluir más proteína en el desayuno reduce el apetito y la ingesta calórica total.

Recuerda que no hablamos de una dieta hiperproteíca, sino de incluir la cantidad suficiente en cada comida.

Ahora te explicaré los beneficios de algunas de las proteínas más comunes que puedes incluir en esta comida tan importante del día. Además, también te doy alguna que otra idea de desayuno completo para que puedas variar y experimentar.

HUEVOS

Desayunar huevo es una de las mejores elecciones que puedes tomar, ya que es una buena fuente de proteína y de grasa. Te ayudará a estabilizar la glucosa, sentir menos hambre y tener más energía durante el día.

No deseches las yemas, pues es donde se encuentra la grasa buena y la mayoría de los nutrientes (vitamina D, B12, folato, K, DHA, zinc, etc.) que nos interesa.

EJEMPLOS

- huevos revueltos con queso y tomate aliñado.
- tortilla francesa con aguacate
- tostada de aguacate con huevo a la plancha
- huevos cocidos más un puñado de frutos secos
  - Esta es una buena opción para llevar al trabajo (llévalos con cáscara porque se conservan mejor), mételos en tu neverita isotérmica con la placa de hielo.
  - Si tienes que desayunar en un bar puedes escoger entre tortilla francesa o huevos revueltos con tomate natural y aceite de oliva extra, y puedes llevarte aparte una bolsa de frutos secos y fruta natural.

Se pueden **tomar entre 1 - 2 huevos** al día sin problema.*

* El consumo de huevo (más de uno por día) no se asoció a mayor riesgo de enfermedad cardiovascular. Sin embargo, se asoció con una reducción significativa del riesgo de sufrir enfermedad arterial coronaria, *The American Journal of Medicine*, enero de 2021.

AVENA

Puede pasar que si la tomas sola, sientas los mismos síntomas del bajón de azúcar que hemos comentado (aunque no se trate de un ultraprocesado ni lleve azúcar añadido) y a la hora y media vuelvas a sentir hambre. En este caso, lo ideal sería añadir un extra de proteína y de grasa.

EJEMPLOS

- yogur con avena + 10-20 g proteína o colágeno en polvo (sin azúcar ni edulcorantes)
- porridge de avena y fruta (avena con bebida vegetal o leche más fruta)
- porridge de avena con frutos secos y coco rallado (grasa)
- porridge de avena y jamón cocido con queso (proteína más grasa)
- porridge de avena con aguacate y anchoas

* Recuerda que la avena es un producto rico en carbohidratos fermentables (fructanos) y podría aumentar los síntomas digestivos de distensión abdominal o gases.

YOGUR O KÉFIR

Otra opción es tomar yogur natural y entero, ya sea animal o vegetal. Descarta las versiones desnatadas, light o de sabores. La grasa que aportan y el porcentaje de esta es buena; además, como los consumiremos en poca cantidad, nos ayudarán a saciarnos y a no picotear durante el día.

EJEMPLOS

- yogur o kéfir natural con fruta y frutos secos
- yogur o kéfir natural con crema de frutos secos
- kéfir con fruta
- yogur o kéfir natural con 10-20 g proteína o colágeno en polvo (sin azúcar ni edulcorantes)

RESTOS DE LA COMIDA DEL DÍA ANTERIOR

Puede resultarte raro, pero esta es una buena forma de empezar el día con una opción rápida y con comida real.

EJEMPLOS

- ensalada con huevo duro
- tortilla de verduras
- boniato asado con sardinas o atún

Comidas y cenas

CÓMO DISTRIBUIR EL PLATO

- La mitad del plato debe llevar carbohidratos bajos en almidón. La rellenaremos con una o varias verduras o fruta.
- La otra mitad del plato la dividiremos en:

  - 1⁄3 de proteínas: una a elegir
  - 1⁄3 de grasas: elegiremos una o dos
  - 1⁄3 de carbohidratos altos en almidón: uno o dos a elegir (esta parte del plato es opcional según tu objetivo)

Aquí te pongo la correcta distribución del plato en una alimentación sana, pero ten en cuenta que habrá vegetales como la cebolla, el puerro o las legumbres que aparecen en esta lista, pero que **no tomaremos durante el reto hasta que se indique**.

CARBOHIDRATOS BAJOS EN ALMIDÓN	• frutas y verduras: acelgas, espinacas, lechuga, canónigos, tomate, berenjena, judías verdes, puerro, cebolla, ajo, coliflor, brócoli, piña, frutos rojos, melocotón, uvas, etc.
PROTEÍNAS	• de origen animal: carne, pescado, pollo, pavo, huevo, marisco, etc. • de origen vegetal: tofu, garbanzos, lentejas, etc.

CARBOHIDRATOS RICOS EN ALMIDÓN	• vegetales: plátano verde, patata, calabaza, maíz, batata, boniato, nabo, zanahoria, etc. • cereales integrales y granos: quinua, arroz integral, avena integral, centeno integral, espelta integral, trigo integral, cebada integral, trigo sarraceno, mijo, etc. Y sus derivados como panes, pastas integrales... • legumbres: lentejas guisantes, garbanzos, frijoles, etc.

Postres

¿QUÉ POSTRE PUEDO TOMAR DESPUÉS DE COMER?

Si después de comer **te suele apetecer algo dulce,** aquí te dejo **algunas opciones**:

- 1 onza (5-10 g) de chocolate negro > 85 %
- 1 yogur entero, natural (125 g) o vegetal
- 1 ración de fruta (por ejemplo, una naranja, 1 plátano) (de unos 120-150 g)
- 1 puñado de frutos secos (15 g)

Si **puntualmente** te apetece un postre casero, podrías tomarlo en una cantidad de 30-40 g. **Lo importante es que el consumo de estos postres sea moderado y los limitemos a 1-2 veces por semana.**

Comidas fuera de casa

DESAYUNOS

- huevos rotos con jamón y rodajas de tomate aliñadas con aceite de oliva VE y sal
- bol de yogur natural con fruta y frutos secos
- pan integral con aguacate, huevo y ensalada
- tortilla de verduras (calabacín, patata, brócoli, champiñones) y rodajas de tomate natural con AOVE, sal y pimienta

Si puedes evitar el pan, hazlo, porque fuera de casa suelen poner pan blanco de mala calidad.

Si esto te supone más ansiedad, no pasa nada, tómalo; será solo de forma puntual, no hay problema.

COMIDAS Y CENAS

Elige fuente de proteínas con verduras y grasa buena:

- aperitivos: aceitunas o encurtidos, jamón, lomo, cecina, queso, boquerones o anchoas, salmón ahumado
- ensaladas: tomate con ventresca, ensalada mixta, ensalada de aguacate y tomate
- ensaladilla rusa
- verduras a la plancha/brasa/horno: pimientos, zanahoria, alcachofas, cebolla, espárragos trigueros, setas o champiñones...
- espárragos blancos con mayonesa
- gazpacho con huevo y jamón
- patata cocida aliñada
- tortilla de patata
- carne o pescado a la plancha o brasa u horno: entrecot, chuletas, pluma ibérica, sardinas a la brasa, etc.
- mejillones al vapor o en conserva, berberechos, almejas a la marinera, caracoles, percebes, gambas, etc.
- buenos postres: tabla de quesos o fruta
- te recomiendo llevar en el bolso chocolate > 85 % como postre para tomarlo en restaurantes

* También puedes disfrutar de un postre ultraprocesado si es de manera puntual. La mejor opción es compartirlo con alguien.

Macronutrientes

Ya hemos hablado en páginas anteriores de la proteína (pp. 95-97), ahora nos toca hablar de los hidratos y de las grasas.

HIDRATOS DE CARBONO

TIPOS DE HIDRATOS DE CARBONO		
RICOS EN ALMIDÓN	RICOS EN FIBRA	RICOS EN AZÚCARES
• patata • boniato • calabaza • arroz • pasta • pan • legumbres • yuca • maíz, etc.	todas las verduras: • brócoli • calabacín • cebolla • ajo • pimiento • puerro • berenjena • coliflor, etc.	glucosa, sacarosa, fructosa: • salsas • aderezos • refrescos • bollos • galletas, etc. • frutas enteras* * Contienen azúcares naturales, pero, además, aportan vitaminas y fibra.
TIENEN MENOS FIBRA Y MÁS ALMIDÓN	TIENEN MÁS FIBRA Y MENOS ALMIDÓN	TIENEN MENOS FIBRA Y MÁS AZÚCARES

El pan

Si quieres incorporar el pan como fuente de hidratos en tu dieta, quiero que tengas en cuenta un par de cosas importantes dependiendo de si lo tomas con o sin gluten.

Si eliges la opción con gluten, evita los que estén hechos con harina de trigo y opta por cereales como la espelta o el centeno. En cambio, si no comes gluten, evita los panes de maíz (sobre todo si es transgénico) y escoge los que estén hechos con trigo sarraceno o quinoa.

CONSEJO

Toma pan sin gluten:

- Si eres celiaco
- Si tienes sensibilidad al gluten no celíaca
- Si tus síntomas mejoran al retirarlo, pero las pruebas te salen negativas

En general, se recomienda priorizar los alimentos ricos en fibra, seguido de los almidones y minimizar o evitar el consumo de azúcares simples o añadidos.

La cantidad recomendada puede variar en función del nivel de actividad física y tipo de ejercicio que realicemos diariamente.

OBJETIVO LOW CARB / PÉRDIDA DE PESO

- alimentos ricos en fibra:
  - verduras: 2 raciones/día (cada ración =200 g; es decir, 400 g de verduras al día en total)
- alimentos ricos en almidón:
  - legumbres, boniato, patata, etc.: **2 veces por semana.** Evítalo en la cena porque tenemos mayor sensibilidad a la insulina por la noche.
  - pan de masa madre, trigo sarraceno o integral: 1 o 2 raciones/día (1 ración = 20-30 g)
- alimentos ricos en azúcares + fibra:
  - frutas enteras: 1-3 raciones/día
  - azúcares añadidos (galletas, bollos...): evitar

OBJETIVO MANTENIMIENTO DE PESO

- alimentos ricos en fibra:
  - verduras: 2 raciones/día (cada ración = 200 g. Es decir, 400 g de vegetales al día en total)
- alimentos ricos en almidón:
  - legumbres, boniato, patata, etc.: **4 veces por semana**
  - pan de masa madre, trigo sarraceno o integral: 1 o 2 raciones/día (1 ración = 40-50 g)
- alimentos ricos en azúcares + fibra:
  - frutas enteras: 1-3 raciones/día
  - azúcares añadidos (galletas, bollos...): evitar

OBJETIVO GANANCIA MUSCULAR O DE PESO

- alimentos ricos en fibra:
  - verduras: 2 raciones/día (cada ración = 200 g; es decir, 400 g de vegetales al día en total)
- alimentos ricos en almidón:
  - legumbres, boniato, patata, etc.: **7 veces por semana o más**
  - pan masa madre, sarraceno o integral: 1 o 2 raciones/día (1 ración = 50-60 g)
- alimentos ricos en azúcares+ fibra:
  - frutas enteras: 1-3 raciones/día
  - azúcares añadidos (galletas, bollos...): evitar

Independientemente de cuál sea tu objetivo, lo ideal es consumir 2 raciones al día (cada ración equivale a 200 g, es decir, serían 400 g en total) de alimentos ricos en fibra (verduras).

En cuanto a los alimentos ricos en almidón, no se recomienda más de 1 o 2 raciones al día de pan de masa madre, trigo sarraceno o integral (cada ración de 50-60 g); de las legumbres y la patata te cuento ahora.

Por último, de los alimentos ricos en azúcares y fibra, se recomienda tomar entre 1-3 raciones de frutas enteras al día y evitar aquellos productos (como galletas, bollos) que tengan azúcares añadidos.

Ahora bien, si tu objetivo es perder peso, lo recomendable es que tomes 2 veces a la semana otros alimentos ricos en almidón como las legumbres, patatas, boniatos, etc. Si quieres mantenerte, tómalos 4 veces por semana y si tu objetivo es ganar masa muscular o peso, 7 veces por semana.

CANTIDAD DE CARBOHIDRATOS EN ALIMENTOS (por cada 100 g de alimento en crudo)	
• arroz integral = 75 g • pasta integral = 66 g • avena = 59 g • quinoa = 68 g • pasta de trigo de sarraceno = 71 g • copos de maíz = 82 g • lentejas = 60 g • garbanzos = 60 g	• alubia blanca = 53 g • guisantes = 21 g • patata = 16 g • boniato = 25 g • pan integral = 60 g • pan de trigo sarraceno = 38 g • tortitas de arroz = 83 g

CANTIDAD DE FRUTAS		
1-2 VECES/DÍA	1 VEZ/DÍA	EVITAR
• aguacate • tomate • frambuesas • moras • fresas • coco • arándanos • limón • ciruela • cerezas • sandía • naranja • mandarina • melocotón • pomelo	• manzana • pera • plátano • piña • mango • uvas • kiwi	• frutas en almíbar • batidos de fruta • zumos de fruta

Las frutas recomendadas para tomar solo una vez al día cuentan con una mayor cantidad de hidratos de carbono rico en azúcares. Por eso, aunque sean buenas, pueden hacer que aumente mucho la glucosa en sangre.

GRASAS

Beneficios de las grasas

Las grasas son densas en calorías y proporcionan más sensación de saciedad, ya que se digieren más lentamente. También ayudan a mantener los niveles de azúcar en sangre estables porque evitan los picos y caídas fuertes del azúcar en sangre.

Son vitales para la producción y regulación de hormonas. Las hormonas sexuales y las relacionadas con el estrés se sintetizan a partir de los ácidos grasos esenciales. El bajo consumo de grasas saludable puede alterar el equilibrio hormonal y verse, por ejemplo, reflejado en el ciclo menstrual o en la menopausia.

Las vitaminas liposolubles (A, D, E y K) necesitan grasas para que el cuerpo las absorba. Estas son esenciales para la función inmunológica, la salud ósea y la coagulación sanguínea, entre otras.

El cerebro y el sistema nervioso están compuestos en gran parte por grasa. Los ácidos grasos omega-3 son importantes para el desarrollo y el funcionamiento adecuado del cerebro y tienen propiedades antiinflamatorias.

Las grasas influyen a la hora de equilibrar las hormonas que regulan de manera eficiente el apetito, como la grelina y la leptina. La grelina es una hormona que estimula el hambre, mientras que la leptina es la hormona que indica al cerebro que estamos satisfechos.

Grasas saludables: aceite de oliva virgen, frutos secos y semillas, aguacate, aceitunas, pescados azules pequeños, aceite de coco

TIPOS DE GRASAS		
GRASAS SATURADAS	GRASAS MONOINSATURADAS	GRASAS POLIINSATURADAS
• embutidos • lácteos (grasas saturadas y monoinsaturada) • carnes rojas y procesadas (tocino, salchichas, etc.) • grasas sólidas: aceite de coco, de palma, mantequilla, margarina, etc. • alimentos fritos • ultraprocesados	• aceite de oliva virgen • aceitunas • aguacate • lácteos (parte monoinsaturadas, parte saturadas) • carne roja priorizar de buena calidad (grasas saturadas y monoinsaturada)	• pescados • mariscos • frutos secos • semillas • aceites de semillas
MINIMIZAR	PRIORIZAR	PRIORIZAR

Grasas trans en la comida

Las grasas trans son aquellas **aumentan el colesterol malo y reducen el bueno**. Por ejemplo, las carnes y los productos lácteos procedentes de animales de pastoreo, como vacas, ovejas y cabras, contienen cantidades muy pequeñas de grasas trans de origen natural.

La mayoría de ellas se encuentran en aceites vegetales que se han modificado químicamente para convertirlos en grasa sólida. Son los llamados aceites parcialmente hidrogenados. Estos son más económicos y existen menos posibilidades de que se echen a perder, por lo que los alimentos elaborados con ellos tienen una mayor vida útil y por eso son tan populares. De hecho, algunos restaurantes utilizan aceite vegetal parcialmente hidrogenado para las freidoras, porque no tienen que cambiarlo tan a menudo como otros aceites.

EJEMPLOS

- alimentos horneados comerciales, como pasteles, galletas dulces y tartas
- palomitas para microondas
- pizza congelada
- masa refrigerada, como galletas y bollos de pan
- frituras, incluidas las patatas fritas, el pollo frito, etc.
- margarina en barra

Cantidad de grasas recomendadas

- frutos secos: 20 g/día o 1 puñado de tu mano cerrada
- quesos: 30-40 g (2-3 rodajas, pero variará en función del tipo)
- yogur: 125-200 ml (1 yogur estándar)
- aguacate: ½ al día
- huevo: 1-2 al día
- AOVE: 40 ml al día aprox.
- mantequilla: 5-10 g al día aprox.
- pescado azul: 3-4 raciones/semana, priorizando pescado de pequeño tamaño

Comidas pre y postentreno

COMIDAS PREENTRENO

La mejor comida **preentreno** en la mayoría de los casos es «ninguna». Ya te adelanto que, en la mayoría de los casos, la obsesión por picar algo antes de hacer ejercicio no está justificada. Te digo más, entrenar en ayunas (eso sí, que no sean más de 16 horas) tiene muchos beneficios. Por ejemplo, **mejora la flexibilidad metabólica, mejora la sensibilidad a la insulina y promueve el quemar grasas porque las utiliza como combustible**.

Si aun así quieres tomar algo antes del entrenamiento, puedes optar por tomar un café solo en ayunas (entre 30-45 minutos antes del entreno, ya que la cafeína te ayudara a mejorar la intensidad con la que realizas el ejercicio). Pero si entrenar en ayunas te da sensación de debilidad, toma mejor una pieza de fruta unos 30-45 minutos antes.

No es recomendable entrenar en ayunas si haces ejercicios de muy alta intensidad como crossfit, correr maratones o si practicas deportes de fondo.

Si buscas eliminar grasa y entrenas menos de 90 minutos, la mejor combinación es:

- restricción calórica
- reducción de hidratos de carbono
- entrenamiento en ayunas

Normalmente tenemos tendencia a obsesionarnos bastante, pero **la lógica y cómo se encuentre cada uno es más importante que lo que diga la teoría**.

Si levantas peso con intensidad sin comer nada antes y te encuentras bien, con energía, **¡eso es que puedes hacerlo! Si no, no lo hagas.**

Si tu objetivo es **maximizar masa muscular**, pero no tanto quemar grasa, el ayuno probablemente no te beneficie tanto, pero no significa que no puedas hacerlo si tú te encuentras mejor haciéndolo.

Si practicas ejercicios de cardio o de fondo de alta intensidad (+90 min/día), sí te puedes beneficiar de tomar hidratos de carbono unas horas antes del entrenamiento, incluso hacer una comida rica en grasas antes de competir.

Si practicas entrenamientos de fuerza, podrías incluir algún hidrato de carbono antes de entrenar, pero **no es estrictamente necesario** porque no requiere de demasiado glucógeno y con una cantidad mínima podrías rendir bien. Pero si te notas con poca energía durante el entrenamiento, añadir hidratos antes del entreno sí será útil.

Estas no son recomendaciones para deportistas profesionales o para personas que entrenen a muy alta intensidad y probablemente necesiten una asesoría personalizada para maximizar su rendimiento. Son recomendaciones para el resto de los mortales que hacemos ejercicio de intensidad y que nos podemos basar en nuestras propias sensaciones.

NO ROMPEN EL AYUNO

- café solo
- 20 ml de agua de mar
- caldo de huesos o verduras
- infusión o té
- agua con limón/lima y una pizca de sal marina

SÍ ROMPEN EL AYUNO (30-45 min antes del entreno)

- 1 fruta (por ejemplo 1 plátano)
- yogur con frutos rojos
- tostada con queso fresco y unas gotitas de AOVE
- tostada de plátano con canela
- queso fresco con un poco de AOVE y sal
- café o té con 200 ml de bebida vegetal o leche y 10 g de colágeno
- 200 ml de bebida vegetal y 10 g de colágeno
- café o té con 200 ml de bebida vegetal o leche y 10-15 g de proteína en polvo
- 200 ml de bebida vegetal y 10-15 g de proteína en polvo

¿QUÉ EVITAR ANTES DE ENTRENAR?

- Comidas ricas en grasas y fibras, ya que pueden causar molestias digestivas.
- Llenarte, ya que puede afectar de manera negativa a tu rendimiento.
- Cuanto más cerca estés del entreno, menos comida deberías tomar.

COMIDAS POSTENTRENO

Lo que comes después de entrenar es más importante que lo que comas antes. En general para la mayoría de las personas cuyo ejercicio e intensidad no son muy elevados, consumir 0,6 g de hidrato por kilo de peso es suficiente (a una persona media de 60 kg le corresponden unos 36 g de hidrato aproximadamente).

Después del entrenamiento los carbohidratos permiten recargar el glucógeno gastado. Pero la cantidad de hidrato postentreno dependerá mucho del tipo y duración de la actividad física realizada.

Ten en cuenta que si has hecho comida preentreno rica en hidratos, habría que reducir los hidratos del postentreno, salvo que el objetivo sea ganar volumen y peso.

EJEMPLOS DE CANTIDAD DE CARBOHIDRATOS POR ALIMENTO

- 1 plátano = 24 g
- 1 manzana = 16 g
- 1 pera = 15 g
- 40 g de pan = 18 g
- 225 ml leche entera = 11 g
- 225 ml bebida avena = 12,4 g
- 35 g avena en copos = 23 g
- 180 g de patata = 27 g
- 180 g de boniato = 41 g
- 60 g de arroz (peso en crudo) = 46 g
- 60 g de pasta de lentejas (peso en crudo) = 29 g
- 60 g de quinoa (peso en crudo) = 30 g

Proteínas

Ingerir 20-30 g de proteína después del entrenamiento ayuda a ganar músculo, y esto sirve para la mayoría de las personas y para todo tipo de actividad física. Esto lo puedes conseguir con unos 100-150 g de carne o pescado o bien con proteína en polvo.

Si has consumido proteína antes del entreno, ahora puedes reducir la cantidad porque los aminoácidos permanecen en el plasma durante varias horas.

EJEMPLOS DE ALIMENTOS CON 20-30 GRAMOS DE PROTEÍNA

- 2 huevos con 50 g de jamón cocido = 22 g
- 20-30 g de proteína en polvo
- 1 yogur natural entero de 20 g de proteína = 20 g
- 1 lata de atún (65 g) con 50 g queso fresco = 27 g
- 200 g de mejillones con 2 huevos = 22 g
- 150 g de pechuga de pollo/pavo = 33 g
- 150 g de merluza = 27 g
- 150 g de salmón = 28 g
- 150 g de boquerones = 30 g
- 150 g de lomo de cerdo = 27 g
- 150 g de ternera = 30 g
- 150 g de tofu = 23 g
- 150 g de tempeh = 26 g
- 150 g de heura = 27 g
- 35 g (crudo) de soja texturizada = 18 g

Grasas

Aunque los hidratos y las proteínas son más importantes para la recuperación muscular, también se pueden introducir grasas buenas como frutos secos, aguacate, huevo... Se ha demostrado que el huevo entero (yema incluida) ayuda a sintetizar mejor la proteína final que utilizar solo la clara.

FUENTES DE GRASAS SALUDABLES Y CANTIDAD RECOMENDADA POSTENTRENO

- AOVE (1 cdta.)
- aguacate (½)
- frutos secos (15 g)
- crema de frutos secos (15 g)
- yema de huevo (1-2 huevos)
- pescados azules pequeños (1 lata)

EJEMPLOS DE COMIDAS RÁPIDAS

- tostadas de tomate con atún y plátano
- yogur con 20 g de semillas de calabaza, 1 manzana asada y 40 g de arándanos
- café o matcha con 200 ml de bebida vegetal, 10 g de colágeno y 10 g de proteína en polvo. 1 plátano
- tortita proteica con queso fresco*
- ensalada de 150 g patata cocida con AOVE, 6 aceitunas, 40 g de aguacate y 65 g de sardinillas
- 2 huevos revueltos con 50 g de jamón serrano, 50 g de pan y 1 tomate
- tostadas con 30 g de aguacate con 2 huevos y 20 g de queso de cabra semicurado
- tostada con crema de frutos secos y plátano

Puedes utilizar cualquiera de nuestros desayunos/comidas del reto (ver menús según objetivo)

* Ver la receta en la p. 237.

RECOMENDACIÓN GENERAL

Son más importantes las comidas que haces los días que **no** entrenas que los días que **sí** entrenas.
No tienes que estar contando calorías, puedes hacerlo de manera intuitiva de la siguiente manera:

- Los días que entrenes, puedes añadir a tu alimentación hidratos ricos en almidón como las legumbres, las patatas, el boniato, el arroz, etc.
- Los días de descanso, modera los almidones (pan, patata, legumbre, boniato, etc.) y no comas entre horas.
- Puede ser beneficioso aumentar la cantidad de comida algunos días y reducirla otros.

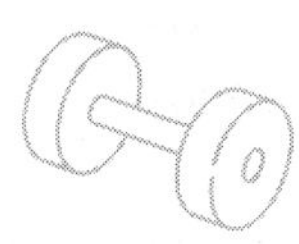

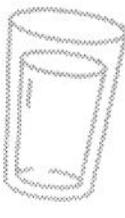

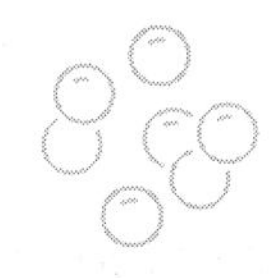

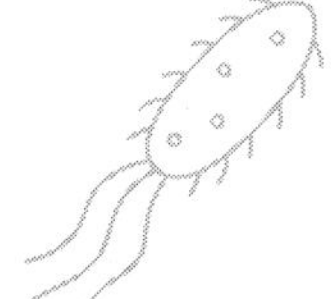

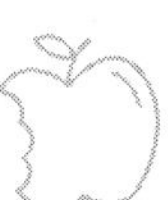

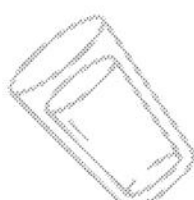

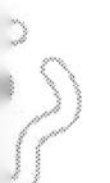

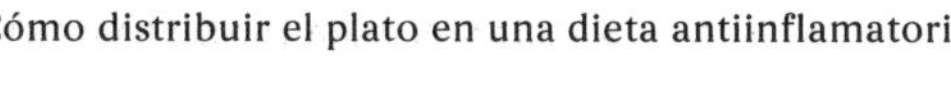

CAPÍTULO 8

Suplementación

Ayudas para ganar músculo, quemar grasa y una óptima recuperación

Proteína en polvo

TIPOS DE PROTEÍNA EN POLVO

Proteína de suero de leche o whey

Para extraer las proteínas, se separa el suero de la grasa y se procesa para poder consumirlo. El resultado es un concentrado con un 60-80 por ciento de proteínas.

Algunos de sus puntos positivos son que es de absorción rápida, que resulta muy fácil diluirlo en agua y que se trata de una proteína completa, ya que contiene todos los aminoácidos.

Sin embargo, **no es apta para intolerantes a la lactosa.**

Es importante que este producto esté hecho con el suero de la leche de vacas alimentadas con pasto que garantice la calidad de la materia prima, la agricultura y ganadería sostenible y el buen trato para con el medioambiente.

Proteína *isolate* o aislada

A la proteína whey le eliminan las grasas y los carbohidratos y queda una proteína más pura (aislada), con una **concentración de proteínas mayor (del 90 por ciento)**. **También es muy completa.** Además, es la mejor opción para los intolerantes a la lactosa porque en su procesado esta se elimina casi por completo. Eso sí, sigue **sin ser apta para los alérgicos a la leche**.

Caseína

También es una proteína de origen lácteo y es rica en glutamina, un aminoácido relacionado con una recuperación muscular más rápida después del ejercicio.

Su **digestión es mucho más lenta que la del suero de leche**, por eso se recomienda **su consumo por la noche**. De hecho, también se la conoce como la proteína nocturna.

No está recomendada para personas sensibles a las proteínas de los lácteos y tampoco para las alérgicas a la leche.

Proteína vegana

Esta ofrece una combinación de diferentes proteínas vegetales (guisante, arroz y semillas de cáñamo) para lograr un aminograma completo equivalente a las proteínas de origen animal.

Es apta para intolerantes a la lactosa, ya que no contienen lácteos en su composición.

Eso sí, si nuestro **objetivo es la pérdida de grasa, a la hora de comprarla** es importante comprobar que sea **baja en hidratos**.

BENEFICIOS DE LA TOMA DE PROTEÍNA EN LA CANTIDAD ADECUADA

- Recuperación muscular tras el ejercicio.
- Aporta saciedad y regula la glucosa, ayuda a no tener hambre constante y antojos por dulce (buena opción en desayuno y merienda).
- Previene la pérdida de masa muscular.
- Aumenta la masa muscular.
- Contribuye a la regulación hormonal.
- Ayuda a la pérdida de peso.
- Es una buena opción en caso de no llegar al consumo mínimo diario de proteínas con la alimentación.

¿CUÁNDO TOMARLA?

Si tienes **ansiedad por dulce**, durante el día es una buena opción para aportar saciedad. Te recomiendo que la tomes en el desayuno. Muchas veces no solemos llegar al mínimo de proteínas diarias al empezar el día y por eso aumenta la ansiedad por comer.

Si sueles tener mucha ansiedad en la merienda, quizá ese sería para ti el mejor momento para incorporarla.

Se puede tomar como postentreno, aunque no hace falta ser deportista para consumirla.

Si **no llegas a la cantidad de proteína diaria**, puedes tomarla en el momento del día que lo veas necesario (incluso aunque no hagas ejercicio o hagas poco).

¿CUÁNTA CONSUMIR?

20-30 g al día es la cantidad recomendada para la mayoría de personas y tipos de entrenamiento.

Se puede preparar tanto en caliente como en frío.

Creatina

Es el suplemento más estudiado del mundo y hay miles de artículos que avalan este suplemento en el ámbito de la nutrición deportiva y fisiología del ejercicio.

La creatina se puede encontrar de manera natural en ciertos alimentos, principalmente en aquellos de origen animal como las carnes rojas (ternera, cordero), así como en pescados (salmón o atún). El problema es que para alcanzar el nivel de creatina que una persona necesitaría, habría que consumir estos alimentos en grandes cantidades, lo cual ya no es ni saludable (por la cantidad de grasas que habría que ingerir) ni práctico.

Puedes tomarla antes o después del entrenamiento o en cualquier momento del día.

BENEFICIOS

- Mejora el rendimiento físico en series sucesivas de ejercicios breves de alta intensidad.
- Puede reforzar el efecto del entrenamiento de resistencia en la fuerza muscular.
- En personas mayores (incluso las que no sean activas físicamente), la creatina tiene beneficios para el mantenimiento de la masa muscular.
- Neuroprotectora y antidepresiva.

¿QUÉ CANTIDAD TOMAR?

En torno a los 3-5 g diarios sería suficiente para aumentar los niveles de creatina muscular y obtener las propiedades deseadas.

¿CUÁNTO TIEMPO PUEDO TOMARLA?

No es necesario hacer descansos del uso de creatina porque su consumo continuo no ha mostrado efectos negativos a largo plazo.

¿CÓMO TOMARLA?

Si quieres mejorar el rendimiento físico, la mejor combinación es la **proteína en polvo + creatina**. Es una práctica común postentreno.

¿QUÉ CREATINA COMPRAR?

Lo ideal es tomar **creatina monohidrato**, que es la forma más básica y ampliamente investigada.

Busca que tenga el sello Creapure®, el estándar de referencia, ya que se la conoce por su pureza excepcional.

La creatina Creapure® es una patente de creatina monohidrato que destaca por su riguroso control de calidad en el proceso de producción, lo que garantiza la ausencia de contaminantes, como la dihidrotriazinona (DHT) y la diciciandiamida (DCD).

Puedes añadir 3 g de creatina en tu café o bebida postentreno.

Colágeno

¿QUÉ ES EL COLÁGENO?

Es la proteína más abundante en los mamíferos, incluidos los humanos. La síntesis de colágeno se reduce con la edad, por lo que es importante asegurar una cantidad mínima para obtener resultados.

BENEFICIOS

- Ayuda a reducir el dolor articular, tanto en personas deportistas como en personas mayores sedentarias.
- Puede mejorar los síntomas de artritis.
- Ayuda a mejorar los signos de envejecimiento, reducir las arrugas, mejorar la piel, fortalecer las uñas o el cabello.
- Ayuda a ganar músculo.

¿CUÁNTO TOMAR?

Dosis: 10-20 g al día. Se puede mezclar con el café y las proteínas, y añadir en bebidas frías o calientes. Se puede utilizar para aumentar el contenido proteico de algunas recetas.

¿QUÉ COLÁGENO COMPRAR?

Busca colágeno hidrolizado de bajo peso molecular.

- Si es de origen bovino, que sea de animales alimentados con pasto, de ganadería respetuosa, y si es de origen marino, que sea de buena calidad, sin metales pesados.
- Evita los aditivos y los edulcorantes. Elige los de sabor neutro.
- Lo ideal es que sea colágeno tipo I y tipo III.

COLÁGENO EN LA COMIDA REAL

- caldo de huesos o pescado
- manitas de cerdo, callos, lengua estofada, etc.
- pescados como sardinas, atún o salmón. No se deberían comer muy a menudo los pescados grasos grandes por su contenido en metales pesados, máximo 2 días por semana.
- en gelatinas: si vas a comprarla, ten en cuenta que esta deber ser pura, sin sabor ni aditivos.

Recuerda que tomar colágeno con los alimentos es ideal, pero no controlas la cantidad exacta que estás ingiriendo.

Agua de mar

¿Estás cansado?

Mi recomendación es que **añadas 10-20 ml de agua de mar** a la infusión que te tomes por la mañana. Es un nutriente excelente, ya que contiene la mayoría de los minerales que aparecen en la tabla periódica, que son el «combustible» que utiliza nuestro organismo y sin los que las células no podrían ejercer su función y colapsarían.

CONSEJO

No bebas el agua de mar junto con el café o té porque podría disminuir la absorción de los minerales.

BENEFICIOS DEL AGUA DE MAR

- Remineraliza y mejora el cansancio y la fatiga.
- Mejora el metabolismo de la glucosa.
- Mejora y previene el estreñimiento.
- Acelera la recuperación: evita lesiones musculares y calambres.
- Mejora la digestión.
- Protege el sistema cardiovascular: regula los niveles de colesterol en sangre.
- Previene la osteoporosis: aumenta la densidad mineral ósea.
- Regula la presión arterial.
- Protege la piel: previene la dermatitis alérgica.
- Mejora el sueño: el agua de mar contiene magnesio, calcio y potasio que ayudan a relajar el sistema nervioso.

AGUA DE MAR Y DEPORTE

BENEFICIOS

- **Ayuda a reponer los electrolitos** que perdemos con el sudor como el sodio, el potasio y el magnesio.
- **Reduce los calambres musculares**, que pueden ser consecuencia de la deshidratación y pérdida de electrolitos durante el ejercicio.
- **Mejora la hidratación** porque contiene una mayor cantidad de minerales que el agua normal.
- **Acelera la recuperación postentreno** porque suministra los nutrientes adecuados a los músculos y a los tejidos para llevar a cabo una recuperación más eficiente.
- **Aumenta la resistencia y el rendimiento**, porque nuestro cuerpo será capaz de ser más eficiente y resistir la fatiga si tiene niveles adecuados de electrolitos.

AGUA DE MAR PARA EL ESTREÑIMIENTO

Saber cómo tomar agua de mar en cada caso puede ser muy útil. Por ejemplo, en casos de estreñimiento el agua de mar tiene dos efectos principales:

- **efecto osmótico**: incrementa **la retención de agua y, por tanto, el volumen de las heces**.
- **efecto laxante**: si buscamos un efecto laxante más intenso, se debe combinar el agua de mar con carbonato de magnesio.

¿Cómo tomarla para mejorar el estreñimiento?

En un vaso de agua templada (200 ml) añade 20 ml de agua de mar y **1 cdta. de carbonato de magnesio en polvo**. **Es importante tomarla en ayunas, con el estómago vacío.**

¿EN QUÉ OTROS CASOS PODRÍA AYUDAR EL AGUA DE MAR?

- **Gastroenteritis**: en estos casos hace de suero fisiológico, pero con un mayor aporte de micronutrientes.
- **Cicatrización de heridas**: acelera el proceso.
- **Deshidratación de la piel**: tiene un efecto hidratante sobre la piel a la vez que conserva la barrera cutánea.
- **Sinusitis y rinosinusitis**:reduce los síntomas.
- **Conjuntivitis**: reduce los síntomas por el efecto de arrastre sobre los mediadores inflamatorios.
- **Alivio de la alergia**: como hipoalergénico, elimina los alérgenos de las mucosas a través del lavado nasal.
- **Deshidratación de las vías aéreas**: las hidrata, a la vez que diluye el moco y activa el aclarado mucociliar.
- **Anemia**: la reduce en animales con anemia inducida (estudios experimentales realizados con ratones de laboratorio).

PREGUNTAS FRECUENTES

¿Puedo beber directamente del mar?

La respuesta es **no**.

Consumir directamente el agua del mar puede suponer un riesgo para la salud por los microorganismos viables que se encuentran en ella y otros tóxicos asociados a la gran contaminación de los mares y océanos.

Cuando se toma agua de mar de calidad y de forma apropiada, no produce ningún efecto adverso, siempre que esté garantizada la esterilidad del producto y la ausencia de contaminantes.

El agua de mar sigue un proceso de elaboración altamente cuidado:

- extracción en zonas concretas (vortex fitoplanctónico o «bloom» oceánico de fitoplancton) que le confieren propiedades especiales
- doble microfiltrado en frío
- isotonización
- análisis exhaustivo de más de cien parámetros que garantizan la máxima calidad y seguridad

¿Es peligrosa la concentración de sal del agua de mar?

Solo sería peligrosa en los casos en los que se consuma agua de mar con su concentración normal, es decir, no diluida.

Estos son los casos en los que hay que tener precaución, ya que con 250 ml de agua de mar habremos consumido la cantidad de NaCL necesaria en un día, y a esto se debe sumar la sal de los productos que consumimos, así como la posible sal añadida.

¿Qué cantidad se puede tomar?

Lo ideal sería no superar los 60 ml de agua de mar al día, sino quedarnos entre los 20-40 ml.

- 60 ml de agua de mar contienen aproximadamente 1,8 g de sal.
- 40 ml de agua de mar contienen 1,21 g de sal.
- 20 ml de agua de mar contienen 0,6 g de sal.

¿Cómo tomar el agua de mar?

MODO DE EMPLEO		
HIPERTÓNICA	ISOTÓNICA	HIPOTÓNICA
BENEFICIOS		
• Es ideal para obtener un chute rápido de minerales, por ejemplo, antes del entrenamiento. • Ayuda al equilibrio electrolítico, al metabolismo energético normal y a disminuir el cansancio y la fatiga. • Contribuye al funcionamiento normal del sistema nervioso y de la función psicológica. • También contribuye al funcionamiento normal del sistema nervioso, de los músculos y al mantenimiento de los huesos y dientes en condiciones normales.	• Es perfecta para todo el mundo, es fácil de asimilar y tiene un sabor suave. • Contribuye a una digestión normal mediante la producción de ácido clorhídrico en el estómago. Tiene, también, una función rehidratante natural.	• Es ideal para una reposición de minerales paulatina y una hidratación prolongada. Muy buena opción si te estás iniciando en el consumo de agua de mar.
¿CUÁNDO TOMARLA?		
20 ml sin diluir en ayunas antes del entrenamiento. Déjala en la boca unos segundos antes de tragarla a modo enjuague.	Se aconseja tomarla por la mañana, añadir el agua de mar a tu vaso de agua en ayunas y tomarlo o bien añadirla a tu botella de agua para ir bebiéndola durante el día.	Muy buena opción para poner agua de mar en tu botella de 500 ml y beberla durante el entrenamiento o durante el día.

MODO DE EMPLEO		
HIPERTÓNICA	ISOTÓNICA	HIPOTÓNICA
TOMAR		
20 ml en ayunas, sin diluir	20 ml diluidos en 60 ml de agua mineral o filtrada	20 ml diluidos en 500 ml de agua mineral o filtrada para ir tomando durante el entrenamiento o durante el día
¿CUÁNDO NO TOMAR?		
Si tienes hipertensión arterial, insuficiencia renal, regímenes sin sodio, intolerancia al yodo, aunque no se hayan descrito nunca reacciones adversas, recomendamos preguntar a vuestro profesional de confianza.		

Cafeína. Dosis quemagrasa

Diversos estudios han demostrado los efectos de la cafeína en el rendimiento deportivo y en la quema de grasa.

ENTRE SUS BENEFICIOS, ENCONTRAMOS

- Aumenta la dopamina y la adrenalina, por lo que mejora el esfuerzo y el umbral del dolor.
- Mejora el rendimiento cognitivo.
- Reduce el dolor muscular asociado al entrenamiento.
- Facilita la movilización de grasa aumentando su oxidación durante el ejercicio.
- Eleva la capacidad anaeróbica, lo que facilita un mayor volumen de trabajo y aumento de la ganancia de fuerza.
- El hecho de tener mayor cantidad de ácidos grasos hace que se posponga la fatiga muscular.
- Mejora el rendimiento en esfuerzos explosivos de corta duración.

DOSIS

Los estudios recomiendan tomar entre 200-400 mg de cafeína (para una persona de 70 kg) unos 45-60 minutos antes del entrenamiento. Lo ideal es que cada uno ajuste la dosis a su tolerancia y peso sin que esto le provoque síntomas digestivos. Ten en cuenta que este no es el único remedio quemagrasas y que puedes combinarlo con otros.

200 mg de cafeína equivale a 2 tazas de café aproximadamente.

Es importante que sepas que para eliminar la cafeína del cuerpo necesitaremos entre 4 y 9 horas. Tenlo muy en cuenta para que no afecte a tu sueño, ya que sin descanso no hay beneficios.

Té verde y té matcha

TÉ VERDE

Sin duda, la clave para la pérdida de peso es el ejercicio y una buena alimentación, pero existen algunas sustancias que podrían potenciar su efecto, como es el té verde. Esto significa que, si lo tomas y no haces ejercicio, los resultados no serán los mismos.

Existen varios beneficios del té verde a la hora de perder peso gracias a su contenido en antioxidantes (catequinas) y, en parte, a la cafeína:

- Mejora la regulación de la glucosa.
- Ayuda a sentirte más saciado.
- Promueve una mayor oxidación de la grasa.
- Tiene un mayor potencial termogénico.
- Regula la presión arterial.

Gracias a su contenido en el amonoácido L-Teanina, potencia también la producción de GABA, un neurotransmisor que ayuda a la modulación de la ansiedad, la regulación del tono muscular y facilita el sueño.

Si tienes el hierro bajo, evita el consumo de té (o café) en las comidas principales. Puedes añadir un chorrito de limón al té y, de esta manera, mejorará la absorción del hierro.

La dosis para obtener beneficios es alta, ya que se estima que sería necesario tomar unas 4 tazas al día y siempre combinándolas con ejercicio.

TÉ MATCHA

BENEFICIOS DEL TÉ MATCHA CON SOLO 1-2 g (1 TAZA)

- Mejora la energía gracias a la cafeína y la L-teanina, ya que aporta energía sostenida durante el día y no los picos y bajones típicos de las bebidas energéticas o el café. Además, puedes notar un aumento de la concentración que puede ayudarte en tus entrenamientos.
- Promueve la recuperación muscular y funciona como antioxidante: las catequinas (antioxidantes) del té matcha ayudan a reducir el daño muscular y, por tanto, a mejorar la recuperación tras el entrenamiento.
- Acelera el metabolismo y la oxidación de la grasa.

¿Cómo y cuándo tomarlo?

- Si necesitas un chute de energía antes del entrenamiento, tomarlo unos 30 minutos antes puede ser muy beneficioso.
- **No rompe el ayuno** si lo preparas con agua (sin leche ni bebida vegetal)
- También te vendrá bien después del entrenamiento porque puede ayudarte a mejorar la recuperación postentreno. Para ello, puedes diluir 1-2 g de matcha, proteína en polvo y/o colágeno en 200 ml de bebida vegetal.

Si tienes el hierro bajo, evita el consumo de té (o café) en las comidas principales. Puedes añadir un chorrito de limón al té y, de esta manera, mejorará la absorción del hierro.

Tiene más cafeína que el té verde normal (aunque menos que el café), por lo que es preferible consumirlo por la mañana si te suele afectar la cafeína.

Dosis: con tan solo 1-2 g al día ya se pueden notar sus beneficios si lo combinas con el ejercicio.

Glicina

La glicina es un aminoácido clave que facilita el sueño, reduce la fatiga, regenera las articulaciones y alivia el dolor. Es muy importante para la síntesis de otros aminoácidos como el glutation o la creatina y ayuda con la absorción del calcio.

BENEFICIOS DE LA TOMA DE GLICINA

- Ayuda a sintetizar colágeno, ya que un tercio de la glicina de nuestro cuerpo está presente en articulaciones, huesos, tendones, capilares sanguíneos, piel, cabello. Es útil para prevenir y aliviar la osteoporosis y la artritis. Ayuda a regenerar el cartílago y los tejidos.
- Mejora la resistencia a la insulina, por lo que ayuda a reducir la grasa abdominal.
- Mejora la señalización cerebral.
- En deportistas, puede aportar un chute de energía y ayudar a fortalecer y construir masa muscular, además de prevenir lesiones.
- Ayuda a sintetizar glutatión, que ejerce como protector hepático.
- Reduce la fatiga, ayuda a conciliar el sueño, contribuye a que este sea más profundo y reparador e incrementa la sensación de descanso.

Es normal que haya déficit de glicina en caso de malas digestiones por falta de acidez en el estómago y también por la propia edad.

¿CÓMO Y CUÁNDO TOMARLA?

- Puedes tomar 5 g al día junto con el café, colágeno, bebida vegetal, infusión, té u otro líquido.
- En caso de insomnio, se aconseja tomar de 3-5 g antes de acostarse diluida en agua o una infusión relajante.

GLICINA PURA

Podemos decir que es un «edulcorante proteico». Es el mejor que puedas tomar porque no tiene azúcares ni edulcorantes, pero tiene sabor dulce de manera natural.

El poder endulzante de la glicina es tal que cada gramo equivale a 1,5 g de azúcar blanco (sacarosa).

Es un suplemento muy recomendable en personas que sufren artrosis y osteoporosis.

Magnesio

El magnesio participa en más de trescientas reacciones bioquímicas que regulan la producción de energía, la presión arterial, la transmisión nerviosa, la contracción muscular, la salud dental y ósea, y el equilibrio del sistema nervioso.

La deficiencia de magnesio es muy común por el tipo de alimentación actual (se pierde mucho al procesar los alimentos y también se debe al agotamiento de las tierras de cultivo y la composición de los fertilizantes del suelo), por lo que en muchos casos es necesario suplementarlo.

Los requerimientos de magnesio aumentan en los siguientes casos:

- episodios de estrés o depresión
- exceso de ejercicio
- problemas digestivos
- problemas endocrinos y metabólicos (diabetes o resistencia a la insulina, problemas tiroideos...)
- toma de fármacos como el omeprazol, antibióticos o diuréticos
- abuso del alcohol
- abuso del azúcar, café o refrescos
- mucha sudoración
- déficit de vitamina D o hierro
- la edad (a medida que envejecemos aumenta el riesgo de deficiencia)

SÍNTOMAS QUE PUEDE AGRAVARSE POR LA FALTA DE MAGNESIO

- estreñimiento
- dolor general, muscular y articular
- calambres musculares y contracturas
- fatiga
- cefaleas y migrañas
- osteoporosis
- insomnio
- síndrome premenstrual
- temblor de piernas o párpados entre otros

PROPIEDADES DEL MAGNESIO PARA LA SALUD

- Ayuda a disminuir el cansancio y la fatiga.
- Mantiene el ritmo cardíaco normal.
- Ayuda a mejorar el metabolismo.
- Previene el dolor y las migrañas.
- Participa en la síntesis de proteínas.
- Contribuye al equilibrio del sistema nervioso (ayuda con la depresión y la ansiedad).
- Ayuda a mejorar la absorción de la vitamina D y del hierro.
- Mejora el sistema inmunitario.
- Previene los cálculos renales.
- Mejora el estreñimiento.

¿CÓMO MEDIR EL MAGNESIO?

Si quieres saber cómo tienes el magnesio en sangre, no vale con pedirlo en la analítica, pues ese dato es poco fiable. Eso sí, si ese parámetro lo tienes bajo, será porque lleva mucho tiempo reducido a nivel celular.

Si quieres ver cómo tienes de verdad el magnesio en sangre y que este dato sea fiable, pide que te analicen el magnesio eritrocitario (lo hacen algunos laboratorios privados).

ALIMENTOS RICOS EN MAGNESIO

- frutos secos (almendras, anacardos, etc.)
- avena
- legumbres
- verduras de hoja verde como las espinacas
- fruta
- chocolate > 85 %

¿CUÁL TOMAR?

Los hay de muchos tipos, y el mejor para ti dependerá de tus objetivos:

- bisglicinato: bienestar muscular, relajación
- malato: músculos y energía
- taurato: presión arterial
- treonato: cognición y memoria
- cloruro de magnesio: digestión
- oroato: corazón y músculos
- citrato: estreñimiento y mejora del sueño

¿CÓMO Y CUÁNDO TOMARLO?

Se puede tomar en cualquier momento del día, pero si se toma con comidas, se absorbe mejor con aquellas que no tengan mucha grasa ni mucha fibra. Lo ideal sería tomarlo en ayunas si lo toleras bien, y si tu objetivo es relajarte y dormir mejor, tómalo justo antes de acostarte.

DOSIS

- hombres: 400–420 mg/día
- mujeres: 310–320 mg/día
- embarazadas: 350–360 mg/día
- lactancia: 310–360 mg/día
- adultos mayores (hombres): 420-450 mg al día
- adultos mayores (mujeres): 320-360 mg al día

Las formas de magnesio más laxante como el citrato, carbonato o el cloruro de magnesio se pueden tomar en periodos de 6-8 semanas y, después, se recomienda hacer un descanso de 1 mes aproximadamente. Si tienes dudas, consulta con tu profesional de confianza. Otros magnesios que no son laxantes como el bisglicinato, taurato, treonato o malato se podrían tomar sin descanso si fuera necesario.

Es uno de los suplementos más seguros y, en general, no se han observado efectos adversos ni toxicidad. Así que, si tomas más del que tu cuerpo pueda absorber, seguramente te producirá un efecto laxante para desechar el exceso.

No obstante, si tienes alguna patología grave, insuficiencia renal o tomas medicación como betabloqueantes o fármacos para el corazón o riñón, consulta primero con tu profesional de confianza.

Omega-3

El omega-3 es un ácido graso poliinsaturado (grasa saludable) que realiza funciones esenciales para nuestra salud, pero que nuestro cuerpo no es capaz de producir por sí mismo y necesitamos adquirirlo por medio de la dieta.

Hay diferentes formas de omega-3, entre ellas las más interesantes son:

- el ácido eicosapentaenoico (EPA), de origen animal.
- el ácido docosahexaenoico (DHA), de origen animal.
- el ácido alfa-linolénico (ALA), de origen vegetal. La conversión de ALA a estos ácidos grasos en el cuerpo humano es limitada.

El omega-3 puede tener distintos orígenes y las funciones esenciales que genera en nuestro organismo dependen de qué tipo sea:

- **DHA:** destaca por sus beneficios en el desarrollo y mantenimiento de la función cerebral, la salud cardiovascular, en la salud ocular y es especialmente importante en los primeros días de vida, durante el embarazo y la lactancia porque se concentra principalmente en tres órganos diana: **cerebro, retina y corazón**. Por ello, es uno de los más importantes.
- **EPA:** destaca por sus propiedades antiinflamatorias y sus beneficios en la salud cardiovascular.

¿ES NECESARIO TOMAR SUPLEMENTOS DE OMEGA-3?

Sí, la manera más eficiente de obtener DHA es a través de la suplementación, porque en los peces que consumimos habitualmente hay más cantidad de EPA que de DHA.

Además, en general ingerimos poco pescado por su alto precio, por la falta de acceso a pescados salvajes en algunas zonas y por su alto contenido en metales pesados.

¿CUÁNDO TOMAR?

Siempre con una comida y con el estómago lleno para que se absorba mejor.

¿CUÁNTO TOMAR?

La dosis recomendada de EPA y DHA para personas sanas está en torno a 1 g al día, pero si queremos que su función sea terapéutica en enfermedades y patologías crónicas, las cantidades pueden superarse hasta 2-4 g/día según el caso. **En cuanto al embarazo**, las autoridades europeas han establecido que las mujeres pueden tomar hasta **1.000 mg/día de omega-3** con total seguridad para la madre y el feto. El DHA es un nutriente esencial para la construcción del cerebro y el sistema visual, de ahí la importancia de garantizar su ingesta durante el embarazo y tras el parto.

¿DURANTE CUÁNTO TIEMPO?

- Siempre recomiendo tomarlo durante al menos 3-6 meses de continuo. No hace falta hacer descansos porque se trata de un alimento y no hay peligro de intoxicación o que se acumule en nuestro cuerpo, ya que el tiempo de «residencia» de estos ácidos grasos en la membrana celular es limitado y se liberan constantemente para que el organismo los transforme (es decir, el cuerpo lo «gasta»).
- En caso de embarazo, es más interesante empezar a tomarlo en el segundo y tercer mes de embarazo.
- **Compra siempre omega-3 con certificado IFOS.** De esta manera, te aseguras de que tenga los más altos estándares de calidad, seguridad y pureza, además de estar libre de metales pesados y de oxidación.

CAPÍTULO 9

Reto 5 semanas

Objetivo: desinflamarse y deshincharse

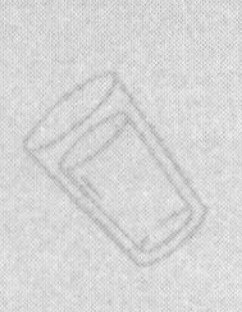

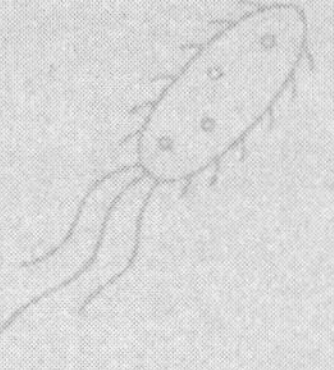

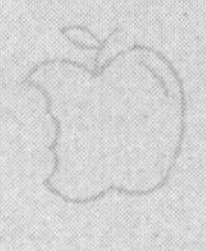

Explicación de los dos planes

PLAN PÉRDIDA DE PESO

ESTE PLAN ES PARA TI SI

- Quieres **perder peso/grasa**.
- Quieres ganar masa muscular.
- Tienes hambre constante.
- Sientes ansiedad por los dulces.
- Quieres desinflamarte y deshincharte.
- Quieres recuperar la energía.
- Quieres aprender a comer bien.
- Quieres hacer un cambio y no sabes por dónde empezar.

CÓMO ABORDARLO

- Empezaremos reduciendo los hidratos de carbono ricos en almidón durante 5 semanas.
- Reduciremos principalmente los cereales, pasta, pan blanco y azúcares.

TOMAREMOS

- pan masa madre o integral: 1-2 veces al día
- **patata, boniato, quinoa, arroz, pasta: 2 días a la semana**
- comidas basadas en **verdura** + **proteína** + grasa de calidad
- frutas: 2-3 piezas al día

PLAN MANTENIMIENTO

ESTE PLAN ES PARA TI SI

- Quieres ganar masa muscular.
- Quieres **mantener tu peso**.
- Si te mueves mucho.
- Quieres desinflamarte y deshincharte.
- Quieres recuperar la energía.
- Quieres aprender a comer bien.
- Quieres hacer un cambio y no sabes por dónde empezar.

CÓMO ABORDARLO

- Reduciremos principalmente los cereales, pasta, pan blanco y azúcares.

TOMAREMOS

- pan masa madre o integral: 1-2 veces al día
- **patata, boniato, arroz, quinoa, pasta: 4 días a la semana**
- comidas basadas en **verdura** + **proteína** + grasa de calidad e hidratos saludables
- frutas: 2-3 piezas al día

CÓMO DISTRIBUIR EL PLATO

PLAN PÉRDIDA DE PESO

DESAYUNO	COMIDA	CENA
• **proteína 20-30 g**: yogur vegetal, huevo, jamón, atún, anchoas, caballa, sardinas • **grasas**: AOVE, aguacate, frutos secos, etc. • **hidratos**: fruta, pan de calidad	• **proteína 20-30 g**: ternera, pollo, pavo, pescado, huevo, tofu, etc. • **grasas**: AOVE, aguacate, aceitunas, frutos secos, etc. • **hidratos**: verduras + **2 raciones/semana de: patata o boniato,** quinoa o arroz	• **proteína 20-30 g**: ternera, pollo, pavo, pescado, huevo, tofu, etc. • **grasas**: AOVE, aguacate, aceitunas, frutos secos • **hidratos**: verduras y 1 pieza de fruta opcional

* Puedes añadir fruta después de las comidas (2-3 piezas al día) pero recuerda que podría aumentar la distensión abdominal. Lo ideal sería añadirla en el desayuno en caso de problemas digestivos.

PLAN MANTENIMIENTO

DESAYUNO	COMIDA	CENA
• **proteína 20-30 g**: yogur vegetal, huevo, jamón, atún, anchoas, caballa, sardinas • **grasas**: AOVE, aguacate, frutos secos • **hidratos**: fruta, pan bueno	• **proteína 20-30 g**: ternera, pollo, pavo, pescado, huevo, tofu, etc. • **grasas**: AOVE, aguacate, aceitunas, frutos secos • **hidratos**: verduras + **4 raciones/semana de patata o boniato**, arroz o quinoa	• **proteína 20-30 g**: ternera, pollo, pavo, pescado, huevo, tofu, etc. • **grasas**: AOVE, aguacate, aceitunas, frutos secos • **hidratos**: verduras + 1 pieza de fruta opcional

* Puedes añadir fruta después de las comidas (2-3 piezas al día) pero recuerda que podría aumentar la distensión abdominal. Lo ideal sería añadirla en el desayuno en caso de problemas digestivos.

¿CUÁNTAS COMIDAS HACER AL DÍA?

En resumen, lo ideal es hacer 3 comidas al día: desayuno, comida y cena. Si entre ellas te entra hambre, podrías incluir 1-2 comidas más: a **media mañana o una merienda**: fruta y frutos secos, yogur con frutos secos, tostada con proteína, chocolate + 85 %, etc. (ver ideas en los menús).

También puedes hacer solo 2 comidas al día si así te encuentras mejor.

La idea clave con la que me gustaría que te quedases es que si comes bien (lo suficiente), no deberías pasar hambre hasta pasadas 4 horas. Si no es el caso, habría que ver por qué te ocurre.

Quiero recordar una cosa fundamental: **cuanto más nos expongamos a un alimento, nuestros receptores de sabor más se acostumbrarán a él**. ¿Sabías que tenemos 10.000 papilas gustativas y que estas se regeneran cada 2 semanas aproximadamente? Por esto, cuando lleves la mitad del reto y si aguantas al menos 15 días sin ingerir azúcar, **tu umbral de dulzor ya no será el mismo, por lo que la próxima vez que la tomes te resultará mucho más dulce que antes**.

¿Sabes qué otro beneficio tiene?

Que ya estarás preparado para recuperar el **sabor natural de los alimentos**.

Así, como curiosidad extra, no nacemos con preferencias o gustos por ciertos alimentos, pero el sabor de la leche materna cambia según lo que ingiere la madre, por lo que los **bebés amamantados se adaptarán con mayor facilidad a los distintos sabores** de los alimentos que les ofrezcan más adelante y, por tanto, tendrán ventaja en cuanto a la aceptación de nuevos sabores.

Plan de alimentación

Este plan nos va a ayudar a desinflamar y, además de deshincharnos, a mejorar síntomas digestivos. Como te comentaba al principio del libro, si sufres **hinchazón, gases o molestias digestivas tras las comidas** es posible que tengas un desequilibrio bacteriano en el intestino (a veces un sobrecrecimiento de bacterias o arqueas —microorganismos— en el intestino, lo que se conoce como: SIBO, IMO o LIBO).

Por eso, y aunque se ha demostrado que la fibra es beneficiosa para la salud digestiva y la microbiota, algunos **alimentos ricos en carbohidratos fermentables pueden provocar estos síntomas** y empeorar ese desequilibrio, por ello vamos a eliminarlos unos días de la dieta hasta ver mejoría.

En el plan de 5 semanas que seguiremos, te cuento paso a paso cómo vamos a reducir la inflamación y solucionar paulatinamente esa hinchazón.

PLAN DE ALIMENTACIÓN 5 SEMANAS		
SEMANA	FASE	DESCRIPCIÓN
1 y 2	ELIMINACIÓN	Fase de eliminación de los carbohidratos fermentables (fibras) para ayudar a reducir los síntomas y la inflamación. Luego los volveremos a introducir poco a poco.
3	INTRODUCCIÓN I	Empezaremos a introducir 5 alimentos: guisantes, lentejas, espárragos blancos, brócoli y berenjena.
4	INTRODUCCIÓN II	Añadimos a lo introducido la semana anterior otros 5 alimentos: manzana asada, pera, pimiento, alcachofa y remolacha.
5	INTRODUCCIÓN III	Añadimos a lo introducido la semana anterior otros 5 alimentos: anacardos, champiñones, coliflor, garbanzos, puerro.

Una vez terminada la semana 5 se pueden ir reintroduciendo poco a poco el resto de los alimentos sin ningún miedo. Mi consejo es que lo hagas poco a poco y que no añadas más de un alimento nuevo al día para poder identificar cómo te sientan.

Seguiremos introduciendo:

- ajo y cebolla: te dejo el protocolo para reintroducirlos en la p. 148.
- quesos semicurados o curados
- frutas, verduras y frutos secos que falten
- yogures y kéfir naturales de origen animal
- pan de masa madre de trigo o centeno (si no eres celiaco)
- legumbres: si no te sientan bien, te aconsejo que las tomes sin piel, en forma de puré y pasadas por un colador porque así se toleran mejor.

A partir de la semana 6 habremos introducido prácticamente todas las fibras, muchos habréis conseguido el objetivo y os encontraréis mucho mejor, con digestiones más ligeras, inflamación reducida, peso estabilizado, etc.

Es posible que, llegados a este punto, hayas identificado algún alimento que al reintroducirlo te haya dado algún síntoma, como gases o hinchazón. Tranquilo, al principio es normal. Lo único que tienes que hacer es esperar al menos 4 días para volver a incorporarlo en tu dieta y, esta vez, toma la mitad de la cantidad que la última vez y acompáñalo de una comida que sepas que te sienta bien. Si aun así te vuelve a sentar mal, vuelve a reducirlo a la mitad hasta que lo toleres y, a partir de ahí, empieza a aumentar poco a poco la cantidad. Así te resultará más fácil ver qué alimentos te provocan más molestias y en qué cantidad te sientan bien. Además, el hecho de incorporarlos de manera gradual te ayudará a crear adherencia a ellos de nuevo.

Si después de estas semanas no te ha mejorado la inflamación y la distensión abdominal, consulta con tu profesional de confianza para tratar tus problemas digestivos.

RESUMEN DE LOS ALIMENTOS QUE HAY QUE **ELIMINAR** DURANTE LAS DOS PRIMERAS SEMANAS

- **verduras**: alcachofa, cebolla, ajo, espárragos, remolacha, col, coliflor, coles de Bruselas, pimiento, tronco del brócoli, puerro, lechuga, escarola, champiñones, kale, col rizada, chucrut, berenjena
- **frutas**: plátano maduro, albaricoque, manzana, pera, moras, cerezas, lichis, mango, granada, pomelo, higos, caqui, chirimoya, nectarina, melocotón, sandía, ciruelas, bayas de Goji, frutas desecadas (dátiles, orejones, pasas)
- **lácteos de vaca y derivados**: leche, yogures, kéfir, quesos curados (aunque sean de cabra, rulo de cabra), natillas, flanes, helados, crema de leche, nata, requesón
- **cereales, legumbres y fermentados**: trigo, centeno, avena, kamut presente en pan, bollería, pastas, harinas, mueslis, arroz integral, guisantes, garbanzos, lentejas, alubias, chucrut, miso, tempeh, salsa de soja, maíz
- **frutos secos**: anacardos, pistachos, altramuces, cacahuetes
- **bebidas, edulcorantes y condimentos**: zumos envasados, refrescos, alcohol, azúcar blanca/morena, mermeladas, miel, caramelos y chicles, sirope de agave, sorbitol, manitol, isomaltosa, xilitol
- **especias**: ajo y cebolla en polvo, especias picantes

RESUMEN DE LOS ALIMENTOS QUE HAY QUE **PRIORIZAR**

- **vegetales**: acelgas, calabacín, endivias, espinacas, judías verdes, pepino, canónigos, rúcula, tomate, zanahoria, cebolleta (solo la parte verde, la blanca no), rábanos, jengibre, apio nabo, chirivía, patata, calabaza, boniato, yuca
- **frutas**: melón, kiwi, mandarinas, naranja, níspero, piña, fresas, papaya, uvas, arándanos, frambuesas, maracuyá, limón, lima, aguacate, plátano verde
- **lácteos, derivados y alternativas**: yogur vegetal de coco y soja (ambos sin azúcares ni edulcorantes), bebidas vegetales (almendra, coco, avellanas, nueces), queso fresco (o semicurado) de cabra u oveja
- **cereales y pseudocereales, legumbre**: quinoa, trigo sarraceno, espelta, amaranto, mijo, arroz
- **frutos secos**: nueces, nueces de Macadamia o pecanas, avellanas, piñones, semillas de lino, chía, calabaza y girasol, almendra (poca cantidad)
- **carne, pescado y huevos**: pollo, pavo, conejo, ternera, cerdo, pescado blanco y azul, marisco, huevos, tofu
- **bebidas, edulcorantes y condimentos**: agua, infusiones, té, agua de coco, especias, hierbas aromáticas, hoja de estevia, vinagre, aceite de oliva virgen, aceite de coco virgen, chocolate negro > 85 %

SUSTITUTOS

Si te resulta difícil hacer algunos cambios, aquí te muestro algunos sustitutos de alimentos para ayudarte:

pasta de trigo →	quinoa o arroz
pan de trigo, maíz, centeno →	pan de espelta o de trigo sarraceno
quesos curados de vaca/cabra/oveja →	quesos frescos o semicurados de cabra/oveja
leche de vaca →	bebida vegetal de coco o almendra
legumbres →	patata o boniato
manzana o pera →	frambuesas o arándanos o el resto de las frutas permitidas
yogur o kéfir de vaca/cabra/oveja →	yogur vegetal de coco o soja (sin azúcares ni edulcorantes)

Alimentos que hay que evitar y alimentos que se recomienda tomar para deshincharte

CEREALES

Durante estas 5 semanas vamos a reducir el consumo de trigo, avena y centeno por su contenido en fructanos.

Los **fructanos** son un tipo de hidrato de carbono formado por unidades de fructosa **difíciles de digerir** y absorber en el intestino delgado y, además, de rápida fermentabilidad. Es decir, que si tu intestino no funciona correctamente, te generará muchos gases, heces pastosas o diarreas e hinchazón abdominal. Se encuentran, entre otros, en cereales y en vegetales como la cebolla, el ajo o las legumbres.

PANES RECOMENDADOS

SIN GLUTEN

- pan de **trigo sarraceno o quinoa** de masa madre
- pan de **trigo sarraceno o quinoa** 100 % o que tengan estas harinas o germinados mayoritariamente

CON GLUTEN

- pan de **espelta** de masa madre
- pan de espelta 100 % o que contenga esta harina mayoritariamente

Razones para evitar el pan de maíz

- **Dificultad de digestión**: el maíz contiene celulosa en su pared celular, que puede ser difícil de digerir para algunas personas. Esto puede causar gases, hinchazón y malestar abdominal.
- **Fibra insoluble**: además, contiene fibra insoluble que agrega volumen a las heces. Para algunas personas con sensibilidad intestinal o problemas digestivos, un aumento repentino en la ingesta de fibra insoluble puede causar malestar o problemas gastrointestinales.
- **Contiene sorbitol**: tanto la mazorca como el maíz dulce contienen sorbitol, uno de los carbohidratos fermentables que podrían aumentar los síntomas digestivos y que estamos intentando corregir.

CONSEJO PARA CELIACOS

Hay celíacos que no terminan de mejorar con una dieta libre de gluten y es posible que sea por la presencia de prolaminas procedentes de otros cereales que, aunque las contengan en poca cantidad, podrían producir síntomas, sobre todo si se produce un consumo acumulativo. Mi consejo es que, si eres celíaco o sensible al gluten no celíaco y no terminas de encontrarte bien con una dieta libre de gluten, pruebes a dejar de tomar avena y maíz para ver si así consigues mejorar.

AJO Y CEBOLLA

El ajo y la cebolla son dos de los carbohidratos fermentables que más síntomas de hinchazón o gases pueden causar

Por lo tanto, **el ajo y cebolla no los comeremos enteros**, pero sí podemos utilizarlos infusionados en AOVE para aliñar, sofreír, cocinar... desde la semana 1 hasta la 5.

Otra opción para dar sabor a los platos sería sustituirlos por la raíz de apio (o apio-nabo) finamente rallada y agregar al aceite hasta que se dore.

Cómo reintroducir el ajo y la cebolla*

Ve uno por uno, **no pases al siguiente punto si el previo no te ha sentado bien**:

1. Infusiona ajo y cebolla en aceite y utilízalo para aliñar tus platos.
2. Pon un poco de aceite en la sartén y sofríe ajo y cebolla. Retíralos y quédate solo con el aceite, que habrá adquirido su sabor.
3. Pon un poco de aceite en la sartén y sofríe ajo y cebolla. Esta vez no los retires y prueba a tomártelos.
4. Añade el ajo o la cebolla a un puré o un puchero con base de agua, como unas lentejas estofadas.
5. Si todo lo anterior ha ido bien, prueba a tomar la cebolla y el ajo crudos si quieres.

* Esta reintroducción se empezará cuando termines las 5 semanas del reto.

BEBIDAS VEGETALES

ELIGE	EVITA
• las que son a base de frutos secos (almendra, avellana...) • coco • soja (si no es transgénica) • siempre elige opciones sin azúcar ni edulcorantes	• las que son a base de carbohidrato como las de arroz o avena

Mira que no tengan azúcar añadido en la tabla nutricional (en la p. 259 te cuento cómo leer las etiquetas).

EVITA LOS ZUMOS Y LOS BATIDOS

Aunque **los zumos** se hagan con fruta y no se les añada ningún ingrediente más, no equivalen ni sustituyen el comer fruta natural.

En el zumo, la pulpa se queda en el exprimidor y, además, tienes que utilizar varias piezas de fruta para preparar un solo vaso. El resultado es mucho azúcar libre y poca fibra.

El zumo aporta más azúcares libres, menos fibra, más calorías y menos saciedad que la pieza entera de fruta. Si encima compras los industriales, aunque no lleven más ingredientes que la propia fruta, tendrán menos antioxidantes.

El hecho de masticar la fruta enlentece el paso de los azúcares a la sangre y contribuye a la saciedad. Ten en cuenta que masticar siempre produce una mayor sensación saciante que beber.

Otra opción es tomar un batido de frutas; es mejor que el zumo, puesto que se incluye la pieza completa sin desechar la pulpa, pero al estar triturado, si bien se digiere antes, aporta menos saciedad y también libera más azúcares que la fruta entera, por lo que puede incrementar la distensión abdominal y los gases, aunque en menor medida que el zumo.

Durante estas 5 semanas evitaremos tanto los zumos como los batidos, ¡la fruta hay que masticarla!

¿Qué postre puedo tomar después de comer?

Si después de comer **te suele apetecer un postre**, recuerda estas opciones:

- 1 onza (5-10 g) de chocolate negro > 85 %
- 1 yogur entero, natural (125 g) vegetal
- 1 ración de fruta de 120-150 g (ej. 1 naranja, 1 plátano)
- 1 puñado de frutos secos (15 g)

Si **puntualmente** te apetece un postre casero, podrías tomarlo en cantidad de 30-40 g. **Lo importante es mantener una frecuencia moderada en el consumo de estos postres (1-2 veces/semana)**. Aquí te dejo dos recetas dulces y saludables:

Crema de chocolate proteica

INGREDIENTES

3-4 raciones

25 g de chocolate + 85 %
1/3 cdta. de aceite de coco u oliva (2 g)
15 g de proteína en polvo (vainilla, cacao o neutra)

PREPARACIÓN

1. En un bol añade el chocolate con el aceite y derrite al microondas 1 minuto y medio a 700 w.
2. Después añade la proteína en polvo e integra bien con una cuchara hasta que quede una masa homogénea y lista para disfrutar.

CONSEJO

Puedes untar 1 cucharadita en una tostadita a modo de postre o merienda.
No la tomes más de 1 vez al día y no todos los días.

Información nutricional	Energía	Proteínas	Hidratos de carbono	Azúcares	Grasas
1 cucharadita de 5 g (1 ración)	55 kcal	3,6 g	0,4 g	0,35 g	1,2 g

Tortitas de sarraceno

INGREDIENTES

Para 1 ración (1-2 tortitas):

125 g de harina de trigo sarraceno

250 g de agua o bebida vegetal

pizca de sal

* Con esta receta salen unas 10 unidades

PREPARACIÓN

1. Mezcla todos los ingredientes y tritúralos, para que no queden grumos, con una batidora de mano.
2. Pon un poco de aceite de oliva o de coco en la sartén. Vierte la masa y cuécela vuelta y vuelta.
3. Añade el relleno que te apetezca.

CONSEJO

Estas tortitas las puedes hacer para sustituir el pan de la mañana.

También puedes hacerlas si te apetece algo duce y tomar tortita de sarraceno+ 1 cucharadita de crema de chocolate proteica.

Información nutricional	Energía	Proteínas	Hidratos de carbono	Azúcares	Grasas
por ración	141 kcal	5 g	21 g	1 g	4 g

¿Qué puede ocurrir cuando empezamos el reto?

Cuando comenzamos a reducir los hidratos de carbono en la dieta, es posible que **durante una semana** suframos algunos de estos síntomas (tranquil@, no le pasa a todo el mundo y no tiene por qué ocurrir):

- antojo por dulces
- cansancio
- fatiga
- falta de concentración o rendimiento
- palpitaciones
- mareo
- dolor muscular
- problemas para dormir
- estreñimiento/diarrea

Esto se conoce como «síndrome de abstinencia», y puede suceder si tu dieta suele ser alta en carbohidratos.

SOLUCIONES

- Aumentar las grasas buenas: aguacate, frutos secos y semillas, aceite de oliva virgen, etc.
- Beber más agua y reponer electrolitos: mediante sodio, potasio, magnesio... Una opción es utilizar 3-4 g de sal marina al día en tus comidas.
- Ajustar los hidratos de carbono: puedes probar a aumentar ligeramente la ingesta de hidratos: fruta, patata cocida o boniato, por ejemplo.
- Hacer actividad física ligera durante la primera semana: empieza a aumentar la actividad progresivamente para que tu cuerpo se acostumbre.
- Descansar mejor y más tiempo: realiza actividad en las primeras horas de la mañana, exponte a la luz solar, cena temprano, no estés con el móvil o la tele hasta tarde...

Si notas palpitaciones, dolor muscular, estreñimiento o duermes mal puedes tomar **magnesio citrato** (ver p. 154).

Puede ocurrir que dejes de sentir antojos o hambre constante y, sin embargo, que tu cerebro te siga pidiendo comida. Es decir, que si tenías el hábito de comer galletas por la tarde, ahora, aunque no tengas hambre, tú cerebro te lo siga pidiendo.

Es normal, al final **para cambiar los hábitos hay que mentalizarse y necesitas tiempo (al menos 21 días de constancia)**.

Lo bueno es que ahora tienes las herramientas y el control para dejar las costumbres que no van contigo, pero está en tus manos hacerlo o no. Por ejemplo, puedes dejar de comprar galletas y solo comerlas en ciertas situaciones en las que puedas disfrutarlas realmente.

ESTREÑIMIENTO

Cualquier cambio en la alimentación puede alterar la microbiota y empeorar o mejorar el estreñimiento. Para evitarlo, asegúrate de beber suficiente **agua** y reponer **electrolitos**.

Electrolitos

Los electrolitos son unos minerales que se encuentran en la sangre, orina y sudor. Son muy necesarios para el funcionamiento del sistema nervioso y de los músculos y para mantener una buena hidratación.

Los 3 minerales esenciales son: **sodio, potasio y magnesio**.

La pérdida de electrolitos y minerales puede provocar dolores de cabeza, calambres musculares, cansancio y debilidad, taquicardia, aumento del cortisol, etc.

Observar el color de tu orina te dará una pista del estado de hidratación en que te encuentras:

- Si es de un color amarillo concentrado, probablemente estés deshidratado.
- Si es muy claro, hay un exceso de hidratación.

* El color no debería ser ni muy oscuro ni muy claro, lo ideal es que sea intermedio como señal de correcta hidratación.

¿Cómo reponer los electrolitos?

Reponer electrolitos de manera natural es posible mediante el consumo de alimentos y bebidas que ricos en minerales. Por ejemplo:

- tomar de manera habitual agua mineral natural con un mínimo de 190 mg/l de residuo seco (esta información siempre viene indicada en la botella). Evita aguas de mineralización muy débil (hasta 50 mg/l de residuo seco) o de osmosis no remineralizadas con agua de mar.
- agua de mar (ver p. 125)
- infusiones de jengibre, limón, menta o manzanilla
- agua o comidas con una pizca de sal marina
- **caldo de huesos**
- **caldo de verduras**
- **frutas cítricas:** las naranjas, limones y limas contienen potasio, así como vitamina C, que puede ser beneficiosa para la recuperación después del ejercicio.
- **verduras de hojas verdes:** vegetales como las espinacas y acelgas son ricos en potasio y magnesio.
- **frutos secos y semillas:** almendras, nueces, semillas de girasol y semillas de calabaza son buenas fuentes de magnesio.

PAUTAS PARA EVITAR EL ESTREÑIMIENTO

- **Toma infusiones amargas para estimular la fabricación de bilis:** infusión de cardo mariano, boldo, genciana, artemisa. Tómalas fuera de las comidas, con el estómago vacío.
- **Prueba a tomar cada mañana en ayunas:** zumo de limón con 1 cucharada de AOVE.
- **Otros alimentos y especias que pueden ayudarte:** menta, rábano, jengibre, alcachofa, cúrcuma, remolacha, café natural (en grano).
- **Toma agua caliente o del tiempo:** favorece la motilidad gástrica, un proceso muy importante para hacer bien las digestiones y para ir al baño. En cambio, si tomas agua fría, las contracciones del estómago disminuyen y puedes favorecer el estreñimiento.
- **Las semillas de chía o lino también pueden ser una buena opción**, pero es importante empezar por tomar poca cantidad para no notar mucha flatulencia e ir viendo cuál es tu umbral de tolerancia. Añade 1 cucharada de semillas de chía o lino en 3 cucharadas de agua por la noche y déjalo reposar en la nevera. Tómatelo al día siguiente en ayunas después de calentarlo un poquito. No se aconseja a las personas con divertículos.
- **La postura más útil para ir al baño es «tipo sentadilla».** Te recomiendo que compres un taburete que te ayude a tener esta postura a la hora de defecar.

Si nada de lo anterior te funciona, te recomiendo probar con estos suplementos:

- **magnesio citrato**: 1- 2 cápsulas al día con el desayuno y/o cena.
- **carbonato de magnesio**: 2 cucharaditas al día; 1 cucharadita en agua caliente o templada, en ayunas, unos 20 min antes del desayuno y otra antes de la cena.
- cáscara de **psyllium en ayunas por la mañana**: mezcla 1 cucharadita con abundante agua.
- **psyllium en cápsulas**: toma 1 por la mañana y otra por la noche con 1 vaso grande de agua antes de las comidas. Se recomienda empezar por 1 cápsula al día y probar la tolerancia.

Estreñimiento premenstrual

¿Por qué estoy más estreñida antes de la regla?

A mitad de ciclo, tu tránsito enlentece, notas que tienes digestiones pesadas, te notas más hinchada y, sin embargo, 2-3 días antes o durante la regla, vas bien al baño o incluso demasiado.

La progesterona empieza a subir a partir de la ovulación, desde el día 14 al día 21-22 (pico más alto). A partir de ahí empieza a descender, igual que los estrógenos, y termina en la menstruación. Esta hormona tiene una función relajante, nos mantiene más calmadas, pero también relaja la musculatura del intestino, por lo que enlentece la motilidad intestinal y da lugar a estreñimiento.

En el caso del embarazo, está continuamente en ascenso, por eso nos podemos estreñir con más facilidad.

SOLUCIONES

- haz ejercicio físico
- aumenta el consumo de fibra
- toma semillas de chía o lino
- psyllium: 5-10 g diluidos en agua en ayunas
- magnesio

ESTANCAMIENTO DE PESO

Estrés y no descansar

Dos de los motivos por los que quizá no notes que estás perdiendo peso es por el estrés y por no descansar lo suficiente. Ambos factores dificultan la quema de grasa y la ganancia muscular (tienes más información sobre cómo nos afecta el estrés en la p. 46).

Para esto, te pueden ayudar incluir en tu día a día técnicas de gestión del estrés como la meditación o el yoga. Además, **es importante que no te pongas metas que te estresen**, por ejemplo, no hagas ayunos intermitentes si te provocan más estrés o malestar.

Si necesitas comer más cantidad de hidratos de carbono ricos en almidón (patata, boniato, legumbre, etc.), hazlo y ve más despacio.

Horarios de comidas

Si comes a horas fuera de lo común, puede que también te está afectando. Lo ideal es comer siempre cuando haya luz solar porque la melatonina (hormona del sueño) perjudica la sensibilidad a la insulina e interfiere en la digestión.

Si no te queda otra que cenar tarde, prepara algo ligero o bien intenta organizarte una merienda-cena. De esta manera, notarás que el sueño será mucho más reparador y harás mejor las digestiones.

No estás en déficit calórico

Es posible que estés comiendo muy sano, pero incluyendo demasiadas calorías en tu alimentación. Recuerda que si no hay un déficit calórico, que no es más de que comer menos de lo que gastas, aumentarás de peso. Ve a la página 30 y calcula cuál es el tuyo.

El peso no es la medida más fiable

Recuerda que el peso no es la medida más fiable de tu progreso. Puedes recurrir a las medidas corporales y cómo te sienta la ropa como guía de seguimiento. Estos datos pueden ofrecer una perspectiva más precisa de nuestro progreso hacia una mejor composición corporal. Ve a la página 33.

ES POSIBLE QUE NO PIERDAS PESO SI

- no comes suficiente proteína.
- tomas demasiados hidratos de carbono.
- comes demasiadas grasas.
- no haces suficiente ejercicio de fuerza.
- no caminas lo suficiente a diario.
- comes más de lo que necesitas.
- haces muchas comidas al día.
- tomas snacks antes de acostarte.
- tienes la glucosa desregulada y no lo sabes.
- te acuestas muy tarde.
- no haces una cena ligera.

Información importante sobre los menús

Se trata de un **menú orientativo**, es decir, puedes intercambiar proteínas (carne, pescado o huevo) según tus preferencias, así como las verduras e hidratos ricos en almidón.

Si hay algo que no te gusta, puedes cambiarlo por lo que quieras del mismo grupo de alimentos que sí te gusten. Por ejemplo, si no te gustan las moras puedes tomar frambuesas o si no te gusta el pollo, toma pescado en su lugar.

En cuanto a las **cantidades**, cada persona las debe adaptar de forma individual a sus circunstancias. No es un menú basado en calorías, sino que vamos a aprender a reconectar con nuestra sensación de hambre-saciedad sin hacer cálculos de este tipo. Por ejemplo, si la cantidad de comida en el desayuno te parece mucha, puedes reducirla y adaptarla a tu apetito mientras te quedes saciado.

Puedes hacer 3 o 5 comidas al día en función de tus necesidades, aunque lo ideal y beneficioso sería hacer 3 comidas saciantes.

Preguntas frecuentes sobre el reto

¿PUEDO NO DESAYUNAR?

Sí, no hay problema. Hay gente que se encuentra mejor haciendo 2 o 3 comidas al día sin contar con el desayuno. Solo ten en cuenta adaptar y repartir las cantidades de nutrientes que necesites ingerir a lo largo del día.

Si lo prefieres, también puedes intercambiar las comidas por las cenas o cambiar la comida de un día por la comida de otro día.

También, si encuentras un desayuno que te encaje y te guste, puedes repetirlo varios días a la semana. Yo suelo poner más variedad en los menús para que se ajuste a todo el mundo.

¿PUEDO REPETIR COMIDAS?

Claro, muchas veces nos sobra comida de un día para otro y no hay que desperdiciarla; de hecho, esto nos ayuda a dedicar menos tiempo a cocinar. También es una excelente idea congelar lo que te sobre (si el alimento lo permite) y así poder tomarlo otro día.

¿QUÉ HAGO SI NO PUEDO TOMAR LÁCTEOS?

No pasa nada, simplemente puedes eliminarlos del menú o bien sustituirlos por tomate, aguacate o cualquier grasa, fruta o verdura.

¿PUEDO TOMAR CAFÉ O TÉ DURANTE EL RETO?

Sí, puedes tomar café o té solo o con bebida vegetal en el desayuno, media mañana o merienda. Evita añadirles azúcar y/o edulcorantes. Lo ideal sería no tomar más de 1 café con cafeína al día; el resto, mejor sin cafeína.

¿QUÉ MENÚ HAGO SI QUIERO PERDER GRASA Y GANAR MÚSCULO?

El menú pérdida de peso.

¿QUÉ MENÚ HAGO SI QUIERO MANTENER MI PESO Y GANAR MÚSCULO?

El menú mantenimiento.

¿QUÉ MENÚ HAGO SI QUIERO GANAR PESO Y MÚSCULO?

Menú ganancia muscular o peso. Para ello solo tienes que aumentar a 7 días el consumo de hidratos de carbono.

¿PUEDO HACER EL RETO SI ESTOY EMBARAZADA O EN PERIODO DE LACTANCIA?

Sí, puedes seguir el reto con normalidad. Solo elige el menú de mantenimiento y guíate por tu saciedad. Si necesitas aumentar las cantidades de algún alimento, hazlo sin problema, ya que cada persona debe adaptarlas a sus circunstancias.

CAPÍTULO 10

Planes

Los menús se diferencian en las kilocalorías totales del día y en la frecuencia de consumo de carbohidratos.

PLAN PÉRDIDA DE PESO	PLAN MANTENIMIENTO	GANANCIA MUSCULAR/ PESO
• **pan masa madre o integral**: 1-2 veces al día • **patata, boniato, quinoa, arroz: 2 días a la semana**	• **pan masa madre o integral**: 1-2 veces al día • **patata, boniato, arroz, quinoa**: **4 días a la semana** • **frutas**: 2-3 frutas/día	• **pan masa madre o integral**: 1-2 veces al día • **patata, boniato, arroz, quinoa**: **7 días a la semana** • **frutas**: 2-3 frutas/ día

RACIONES

- **verduras**: 2 raciones al día (comida y cena) equivalente a 200 g cocinadas
- **frutas**: **1-3** piezas al día. Por ejemplo 1 plátano o 2 puñados de arándanos equivaldrían a una ración de fruta. Raciones de 120-150 g. Solo pieza entera, no zumos ni batidos
- **frutos secos y semillas**: un puñado cerrado al día
- **pan**: 30-40 g la ración
- **quinoa o arroz/patata/boniato**: 180 g cocinados
- **huevos**: 1-2 al día
- **leche y derivados**: 2-4 raciones al día
- **yogur natural o griego**: en ración de 125 g
- **carne blanca (pollo, conejo, pavo)**: 2-4 veces a la semana en ración de 150-200 g en crudo. Alternar su consumo
- **carne roja (ternera, cerdo, cordero)**: 1 vez a la semana o cada 15 días en ración de 150-200 g en crudo
- **pescado blanco, moluscos, mariscos y pescados azules pequeños**: 2-4 veces a la semana en ración de 150-200 g en crudo
- **pescado azul grande (salmón, atún)**: máximo **1 vez a la semana** en cantidad de 100-120 g en crudo
- **legumbres**: 2 raciones a la semana
- **opción para vegetarianos**: proteína vegetal (tofu, heura, soja texturizada): 1-3 raciones al día

Equivalencias

Puedes elegir entre diferentes alimentos dentro del grupo al que pertenezcan (proteínas, grasas, vegetales, etc.). Por ejemplo, si no tienes o no te gusta el pepino para las ensaladas, puedes sustituirlo por calabacín u otros vegetales. Evita aquellos que no te gusten o no toleres.

- **Proteína animal**: jamón ibérico, jamón cocido, pavo, lomo embuchado ibérico, pescado, huevo, carne blanca (pollo, pavo, conejo), carne roja (ternera, cordero, cerdo), queso
- **Proteína vegetal**: tofu, soja texturizada, bocados de heura, legumbres y tempeh
- **Grasas**: aceite de oliva virgen, frutos secos y semillas, crema de frutos secos, aguacate, guacamole, ghee, aceitunas, yogur de coco
- **Carbohidratos**: boniato, patata, pasta, arroz, legumbres, trigo sarraceno, quinoa, avena, amaranto, mijo
- **Vegetales**: acelgas, judías verdes, calabacín, calabaza, berenjena, brotes verdes (canónigos, rúcula, berros, escarola, etc.), zanahoria, espárragos, etc.
- **Fruta**: manzana, pera, papaya, mandarina, naranja, kiwi, ciruela, mango, frutos rojos, caqui, chirimoya, etc.
- **Pescado azul**: bonito, caballa, sardina, anchoas, salmón, atún, melva, etc.
- **Pescado blanco**: bacalao, dorada, lubina, gallo, merluza, rape, pescadilla, lenguado, besugo, etc.
- **Moluscos y mariscos**: pulpo, sepia, calamar, gambas, langostinos, mejillones, almejas...

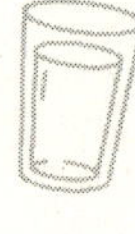

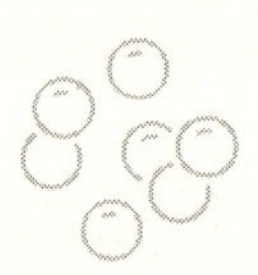

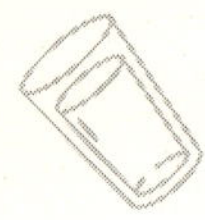

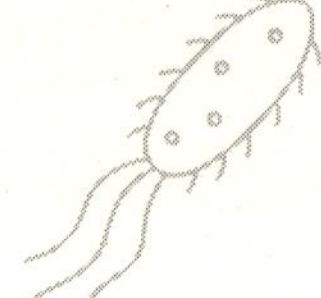

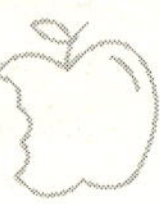

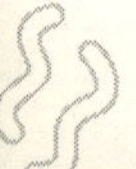

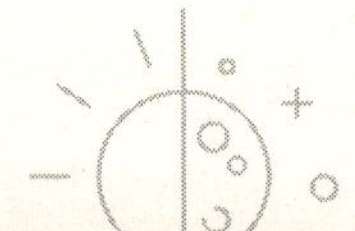

Semana 1

Todas las recetas del reto son:

- sin gluten
- sin azúcares
- sin edulcorantes

Durante las primeras cinco semanas del reto reduciremos los carbohidratos fermentables con el fin de disminuir los síntomas de la hinchazón y molestias abdominales.

A continuación, te comparto la guía de los alimentos que podemos tomar y los que debemos evitar **durante las dos primeras semanas**. A partir de tercera empezaremos a reintroducir algunos.

PROGRAMA DESHÍNCHATE	
ALIMENTOS ACONSEJADOS	ALIMENTOS QUE EVITAR (TEMPORALMENTE)
• **Verduras**: acelgas, calabacín, endivias, espinacas, judías verdes, pepino, canónigos, rúcula, tomate, zanahoria, cebolleta (solo la parte verde, la blanca **no**), rábanos, jengibre, apio, chirivía, patata, calabaza, boniato, yuca	• **Verduras**: alcachofa, cebolla, ajo, espárragos, remolacha, col, coliflor, repollo, coles de Bruselas, pimiento, tronco del brócoli, puerro, lechuga, escarola, champiñones, kale, col rizada, chucrut, berenjena
• **Frutas**: melón, kiwi, mandarinas, naranja, níspero, piña, fresas, papaya, uvas, arándanos, frambuesas, maracuyá, limón, lima, aguacate, plátano verde	• **Frutas**: plátano maduro, albaricoque, manzana, pera, moras, cerezas, lichis, mango, granada, pomelo, higos, caqui, chirimoya, nectarina, melocotón, sandía, ciruelas, bayas de Goji, frutas desecadas (dátiles, orejones, pasas)
• **Lácteos, derivados y alternativas**: yogur de coco, bebidas vegetales (almendra, coco, avellanas, nueces), queso fresco de cabra u oveja	• **Lácteos, derivados y alternativas**: leche, yogures, quesos semi o curados (aunque sean de cabra), rulo de cabra, kéfir, natillas, flanes, helados, crema de leche, nata, requesón

PROGRAMA DESHÍNCHATE	
ALIMENTOS ACONSEJADOS	ALIMENTOS QUE EVITAR (TEMPORALMENTE)
• **Cereales y pseudocereales, legumbres**: quinoa, trigo sarraceno, espelta, amaranto, mijo, arroz	• **Cereales, legumbres y fermentados**: trigo, centeno, avena, kamut presente en pan, bollería, pastas, harinas, mueslis, arroz integral, guisantes, garbanzos, lentejas, alubias, chucrut, miso, tempeh, salsa de soja, maíz
• **Frutos secos**: nueces, nueces de Macadamia/pecanas, avellanas, piñones, semillas de lino/chía/calabaza/girasol, almendra (poca cantidad)	• **Frutos secos**: anacardos, pistachos, altramuces, cacahuetes
• **Carne, pescado y huevos (todos)**: pollo, pavo, conejo, ternera, cerdo, pescado blanco y azul, marisco, huevos, tofu, jamón serrano y cocido, etc.	• **Carne y pescado**: embutidos muy procesados (chorizo, mortadela, fuet...)
• **Bebidas, edulcorantes y condimentos**: agua, infusiones, té, agua de coco, hoja de estevia, vinagre, aceite de oliva virgen, aceite de coco virgen, chocolate negro > 85 %, especias y hierbas aromáticas	• **Bebidas, edulcorantes y condimentos**: zumos envasados, refrescos, alcohol, azúcar blanco/moreno, mermeladas, miel, caramelos y chicles, sirope de ágave, sorbitol, manitol, isomaltosa, xilitol, ajo y cebolla en polvo, especias picantes

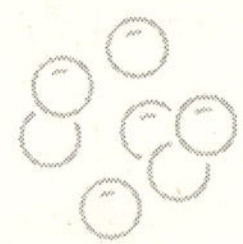

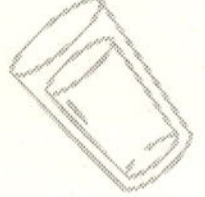

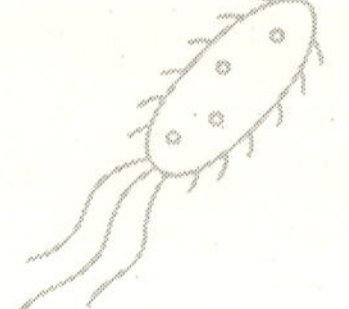

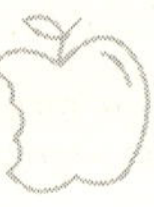

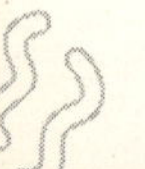

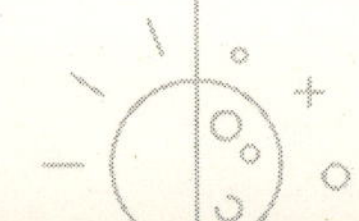

Semana 1

MENÚ SEMANA 1 / PÉRDIDA DE PESO	
DESAYUNO	
LUNES	• Tostadas con aguacate, tomate y pavo • Fruta
MARTES	• Yogur con fruta, frutos secos y un poquito de chocolate negro + 85 % • Tostadas con tomate, orégano y queso fresco (opcional)
MIÉRCOLES	• Tostadas con aguacate y jamón cocido • Fruta
JUEVES	• Yogur con frutos rojos y frutos secos • Huevos revueltos con tomate natural
VIERNES	• Tostadas con tomate y aguacate y jamón ibérico o serrano • Fruta
COMIDA	
LUNES	• Rodaballo a la plancha con judías verdes rehogadas y **boniato***
MARTES	• Lomo de cerdo con acelgas y calabaza*
MIÉRCOLES	• **Espaguetis** a la marinera*
JUEVES	• Pavo a la plancha con judías verdes rehogadas*
VIERNES	• Ensalada con salmón y queso fresco*
CENA	
LUNES	• Tortita con tomate y jamón*
MARTES	• Boquerones con endivias y zanahorias*
MIÉRCOLES	• Crema de zanahoria y jengibre con 2 huevos cocidos*
JUEVES	• Tostada con paté de mejillones*
VIERNES	• Pizza de calabacín*

* ver receta
En negrita los hidratos de carbono ricos en almidón

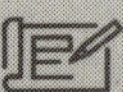

MENÚ SEMANA 1 / PÉRDIDA DE PESO

SÁBADO	DOMINGO
DESAYUNO	
• Yogur con fruta y frutos secos • Tostadas con jamón cocido y huevo a la plancha (opcional)	• Tostadas con queso fresco y caballa o melva • Fruta
COMIDA	
• Pollo asado con acelgas rehogadas*	• Hamburguesas de ternera con calabacín rehogado*
CENA	
• Sushi de pepino y salmón ahumado*	• Tortitas de espinacas rellenas de tomate, atún y queso fresco*

MEDIAS MAÑANAS Y MERIENDAS	
OPCIONALES	
• Infusiones antiinflamatorias (ver p. 85) • Caldo de verduras o de huesos • Matcha latte proteico* • Café proteico* • Aceitunas con jamón cocido o con queso fresco • Fruta y 15 g de frutos secos	• Tomates cherri con queso • Yogur natural con fruta • 10 g de chocolate negro > 85 % con 15 g de frutos secos • Fruta y 15 g de frutos secos • Fruta con 10 g de chocolate
OPCIONES DE POSTRE	
Si tienes la necesidad de comer algo de postre, unas buenas opciones serían: • 1 fruta • un trocito de chocolate > 85 % • un puñadito de frutos secos. • infusión para deshincharse (p. 88)	Ten en cuenta que si tienes problemas digestivos, tomar fruta de postre puede hincharte la tripa o hacer que la digieras peor. En ese caso, mejor tómala en el desayuno o entre comidas.

* ver receta

MENÚ SEMANA 1 / MANTENIMIENTO	
DESAYUNO	
LUNES	• Tostadas con aguacate, tomate y pavo • Fruta
MARTES	• Yogur con fruta, frutos secos y chocolate negro • Tostadas con tomate, orégano y queso fresco (opcional)
MIÉRCOLES	• Tostadas con aguacate y jamón cocido • Fruta
JUEVES	• Yogur con frutos rojos y frutos secos • Tostadas con tomate y caballa en conserva (opcional)
VIERNES	• Tostadas con tomate y pavo • Fruta
COMIDA	
LUNES	• Rodaballo a la plancha con judías verdes rehogadas y **180 g de boniato***
MARTES	• Lomo de cerdo con acelgas y calabaza*
MIÉRCOLES	• **Espaguetis** a la marinera*
JUEVES	• Pavo a la plancha con judías verdes rehogadas* (añade 140 g de **quinoa cocinada**)
VIERNES	• Ensalada con salmón y queso fresco*
CENA	
LUNES	• Tortita con tomate y jamón*
MARTES	• Boquerones con endivias y zanahorias*
MIÉRCOLES	• Crema de zanahoria y jengibre con 2 huevos cocidos*
JUEVES	• Tostada con paté de mejillones*
VIERNES	• Pizza de calabacín*

* ver receta
En negrita los hidratos de carbono ricos en almidón

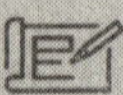

MENÚ SEMANA 1 / MANTENIMIENTO

SÁBADO	DOMINGO
DESAYUNO	
• Yogur con fruta y frutos secos • Tostadas con jamón cocido y huevo a la plancha (opcional)	• Tostadas con queso fresco y pavo • Fruta
COMIDA	
• Pollo asado con acelgas rehogadas* (añade 150g de **patata cocida**)	• Hamburguesas de ternera con calabacín rehogado*
CENA	
• Sushi de pepino y salmón ahumado*	• Tortitas de espinacas rellenas de tomate, atún y queso fresco*

MEDIAS MAÑANAS Y MERIENDAS	
OPCIONALES	
• Infusiones antiinflamatorias (ver p. 85) • Caldo de verduras o de huesos • Matcha latte proteico* • Café proteico* • Aceitunas con jamón cocido o con queso fresco • Fruta y 15 g de frutos secos	• Tomates cherri con queso • Yogur natural con fruta • 10 g de chocolate negro > 85 % con 15 g de frutos secos • Fruta y 15 g de frutos secos • Fruta con 10 g de chocolate
OPCIONES DE POSTRE	
Si tienes la necesidad de comer algo de postre, unas buenas opciones serían: • 1 fruta • un trocito de chocolate > 85 % • un puñadito de frutos secos. • infusión para deshincharse (p. 88)	Ten en cuenta que, si tienes problemas digestivos, tomar fruta de postre puede hincharte la tripa o hacer que la digieras peor. En ese caso, mejor tómala en el desayuno o entre comidas.

* ver receta

COMIDA

Rodaballo a la plancha con judías verdes rehogadas y boniato

INGREDIENTES

Para 1 ración:

200 g de rodaballo
200 g de judías verdes (en conserva)
especias al gusto
180 g de boniato
AOVE
sal
pimienta

ELABORACIÓN

1. Prepara el rodaballo a la plancha sazonado con sal y pimienta al gusto.
2. Rehoga las judías verdes con las especias que más te gusten.
3. Corta el boniato en palitos, mézclalos con AOVE, sal y especias y llévalos a la airfryer o al horno a 200 °C durante 15-20 min hasta que estén dorados y crujientes.

Información nutricional	Energía	Proteína	Hidratos de Carbono	Azúcares	Grasas	Grasas saturadas
por ración	514 kcal	45 g	5 g	0 g	23 g	4 g

CENA

Tortita con tomate y jamón

INGREDIENTES

Para 1-2 raciones:

Para la masa:

100 g queso fresco
3 huevos
AOVE

Relleno para 1 ración:

½ tomate cortado en rodajas
espinaca o rúcula al gusto
1-2 lonchas de jamón cocido

ELABORACIÓN

1. Mezcla los ingredientes para la masa con una batidora de mano.
2. Echa la mezcla a una sartén, previamente engrasada con AOVE, y haz las tortitas vuelta y vuelta.
3. Añade el relleno.

Información nutricional	Energía	Proteína	Hidratos de carbono	Azúcares	Grasas	Grasas saturadas
por ración	567 kcal	45 g	3 g	2 g	41 g	20 g

COMIDA

Lomo de cerdo con acelgas y calabaza

INGREDIENTES

Para 1 ración:

150 g de lomo de cerdo
100 g de acelgas
100 g de calabaza
AOVE
especias al gusto

ELABORACIÓN

1. Prepara el lomo de cerdo a la plancha con una cucharadita de AOVE.
2. Lava y pela la calabaza, luego córtala en palitos. Disponlos en una bandeja de horno junto con las acelgas.
3. Añade un ligero chorrito de AOVE sobre las verduras y la calabaza.
4. Sazona con las especias de tu elección (ejemplo: sal, jengibre en polvo, pimienta negra y ajo en polvo).
5. Hornea a 180 °C con calor arriba y abajo (sin ventilador), por unos 20 minutos.

Información nutricional	Energía	Proteína	Hidratos de carbono	Azúcares	Grasas	Grasas saturadas
por ración	368 kcal	30 g	8 g	4 g	23 g	6 g

CENA

Boquerones con endivias y zanahorias

INGREDIENTES

Para 1 ración:

200 g de boquerones (pide que te los limpien para hacerlos a la plancha en la pescadería)
2 cogollos de endivias
1-2 zanahorias
sal
AOVE
especias al gusto

ELABORACIÓN

1. Precalienta el horno a 180 °C con calor arriba y abajo.
2. Sobre la bandeja del horno extiende las hojas de las endivias y añade sal, especias y AOVE.
3. Llévalas al horno unos 15-20 minutos o hasta que las veas un poco doraditas.
4. Mientras tanto, en una sartén antiadherente añade aceite y haz los boquerones a la plancha, vuelta y vuelta.

Información nutricional	Energía	Proteína	Hidratos de carbono	Azúcares	Grasas	Grasas saturadas
por ración	365 kcal	43 g	6 g	6 g	17 g	4 g

CONSEJO PARA QUITAR EL AMARGOR DE LAS ENDIVIAS

- Quita la parte de abajo del tallo.
- Después quita el cono central con un cuchillo y separa las hojas.

COMIDA

Espaguetis a la marinera

INGREDIENTES

Para 1 ración:

80 g de pasta, en crudo (elegir de sarraceno, de arroz, espelta)
120 g de gambas
AOVE

Ingredientes para el pesto (1 ración):

90 g de espinacas
20 g de nueces
1 cda. de AOVE
1 pizca de sal
1 pizca de pimienta negra
1 pizca de perejil picado

ELABORACIÓN

1. Cuece la pasta como indique el fabricante.
2. Mientras tanto, saltea las gambas hasta que queden doraditas.
3. Haz el pesto, para elaborarlo solo tienes que triturar todos los ingredientes con una batidora de mano.
4. Añade los espaguetis a la sartén con las gambas, remueve bien y añade el pesto. Vuelve a remover hasta que se integre todo.

Información nutricional	Energía	Proteína	Hidratos de carbono	Azúcares	Grasas	Grasas saturadas
por ración	589 kcal	39 g	57 g	3 g	20 g	3 g

CENA

Crema de zanahoria y jengibre con 2 huevos cocidos

INGREDIENTES

Para 2-3 raciones:

600 g de zanahorias peladas

1,5 cdas. de jengibre fresco, pelado y picado

500 ml de caldo de verduras

500 ml de agua (opcional)

½ lima, zumo y ralladura

sal

Para 1 ración:

2 huevos cocidos

ELABORACIÓN

1. En una olla añade 500 ml de agua, pica las zanahorias y añádelas a la olla.
2. Pica el jengibre y añádelo.
3. Lleva a ebullición y una vez que rompa a hervir, baja el fuego a medio. Cocina durante 15-20 minutos o hasta que las zanahorias estén blandas.
4. Añádele el caldo de verduras y tritura todo con una batidora de mano.
5. Sirve en un bol, añádele zumo de ½ lima, la ralladura, sal y AOVE al gusto. Añade un poco de agua si quieres que quede una consistencia más liquida.
6. Acompaña la crema con 2 huevos cocidos.

Información nutricional	Energía	Proteína	Hidratos de carbono	Azúcares	Grasas	Grasas saturadas
por ración	433 kcal	33 g	30 g	14 g	18 g	6 g

COMIDA

Pavo a la plancha con judías verdes rehogadas

INGREDIENTES

Para 1 ración:

200 g de pechuga de pavo

200 g de judías verdes (en conserva)

especias al gusto

AOVE

sal

pimienta

ELABORACIÓN

1. Condimenta las pechugas con sal y pimienta al gusto.
2. Calienta una sartén a fuego medio-alto con un poco de AOVE y cocina las pechugas de pavo por cada lado durante aproximadamente 5-7 minutos o hasta que estén bien cocidas y doradas.
3. Escurre las judías verdes en conserva.
4. En una sartén aparte, calienta un poco de AOVE a fuego medio. Incorpora las judías verdes y rehoga por unos minutos con sal y especias al gusto.

Información nutricional	Energía	Proteína	Hidratos de carbono	Azúcares	Grasas	Grasas saturadas
por ración	319 kcal	47 g	6 g	2 g	12 g	2 g

CENA

Tostada con paté de mejillones

INGREDIENTES

Para 1 ración:

60 g de pan (integral, sarraceno, etc.)

Para el paté:

80 g de mejillones cocidos al natural o en escabeche
½ de aguacate mediano
1 chorrito de zumo de limón

ELABORACIÓN

1. Tritura todo junto (añade un poco del jugo de los mejillones en escabeche) y listo.
2. Sirve encima del pan integral.

* Si no te gustan o no puedes tomar mejillones puedes sustituirlos por sardinas (sin espinas), caballa o atún.
** El aguacate lo puedes sustituir por queso crema.

Información nutricional	Energía	Proteína	Hidratos de carbono	Azúcares	Grasas	Grasas saturadas
por ración	347 kcal	19 g	41 g	0 g	12 g	2 g

COMIDA

Ensalada con salmón y queso fresco

INGREDIENTES

Para 1 ración:

90 g de rúcula, canónigos o espinacas
150 g de salmón
30 g de queso fresco
⅓ de aguacate
100 g de zanahoria (pelada y cortada en palitos)
AOVE, sal y vinagre
especias al gusto (orégano, pimienta negra, tomillo)

ELABORACIÓN

1. Cocina el salmón a la plancha con especias al gusto y AOVE.
2. Lava y seca la rúcula, los canónigos o las espinacas y colócalos en un plato grande como base de la ensalada.
3. Corta el salmón a la plancha en trozos y colócalo sobre las hojas de la ensalada.
4. Corta el queso fresco en trozos pequeños y añádelo a la ensalada.
5. Corta el aguacate en rodajas o cubos y distribúyelo por encima.
6. Agrega los palitos de zanahoria.
7. Aliña la ensalada con AOVE, sal, vinagre y las especias al gusto.

Información nutricional	Energía	Proteína	Hidratos de carbono	Azúcares	Grasas	Grasas saturadas
por ración	550 kcal	39 g	11 g	7 g	39 g	10 g

CENA

Pizza de calabacín

INGREDIENTES

Para 1 ración:
½ calabacín
2 huevos

Por encima (opcional):
1-2 cdas. de tomate frito
queso mozzarella para fundir
pavo, atún, jamón, tofu

ELABORACIÓN

1. Corta el calabacín en rodajas finitas y dóralo vuelta y vuelta en una sartén previamente engrasada.
2. Añade por encima 2 huevos batidos. Baja a fuego bajo, pon una tapa en la sartén y deja que se haga lentamente hasta que veas el huevo cuajado.
3. Añade por encima los ingredientes elegidos, vuelve a tapar y mantén el fuego bajito hasta que se fundan e integren todos los ingredientes.

Información nutricional	Energía	Proteína	Hidratos de Carbono	Azúcares	Grasas	Grasas saturadas
por ración	370 kcal	36 g	4 g	1 g	23 g	9 g

COMIDA

Hamburguesas de ternera con calabacín rehogado

INGREDIENTES

Para 1 ración:
2 hamburguesas de ternera (de 100 g aprox.)
30 g de queso fresco
1 cdta. de mayonesa (comercial o casera) (opcional).
canónigos y tomates al gusto
150 g de calabacín
sal y especias al gusto
AOVE

ELABORACIÓN

1. Lava y corta el calabacín en rodajas y rehoga con AOVE y especias al gusto.
2. Cocina las hamburguesas de ternera en una sartén con AOVE hasta que estén doradas y bien cocidas.
3. Emplata las hamburguesas con el queso fresco intercalado.
4. Añade encima una cucharadita de mayonesa (opcional).
5. Decora con canónigo y tomates cherri.
6. Sirve con el calabacín rehogado.

Información nutricional	Energía	Proteína	Hidratos de carbono	Azúcares	Grasas	Grasas saturadas
por ración	654 kcal	38 g	7 g	1 g	53 g	20 g

CENA

Tortitas de espinacas rellenas de tomate, atún y queso fresco

INGREDIENTES

Para 1 ración:

2 huevos
60 g de espinacas
pizca de sal
AOVE

Relleno opcional:

1 lata pequeña de atún al natural, escurrido (50 g)
50 g de queso fresco
1 tomate en rodajas

ELABORACIÓN

1. Procesa las espinacas con los 2 huevos y las especias con una batidora de mano.
2. Cocina por ambos lados en una sartén antiadherente previamente engrasada con AOVE.
3. Añade el relleno a la tortita.

* Embarazo: reemplazar el atún por caballa en conserva

Información nutricional	Energía	Proteína	Hidratos de carbono	Azúcares	Grasas	Grasas saturadas
por ración	342 kcal	37 g	3 g	1 g	20 g	7 g

COMIDA

Pollo asado con acelgas rehogadas

INGREDIENTES

Para 1 ración:

1/4 de trasero de pollo
150 g de acelgas (u otra verdura)
AOVE
sal y pimienta al gusto
agua

ELABORACIÓN

1. Pon el pollo en una bandeja para hornear y añade por encima AOVE y sal.
2. Añade agua hasta cubrir el fondo de la bandeja.
3. Lleva al horno durante 45 minutos a 180 °C (temperatura abajo).
4. Transcurrido ese tiempo, pon el horno en función grill durante 5 minutos.
5. Mientras, en una sartén, saltea las acelgas con AOVE, sal y pimienta al gusto.

Información nutricional	Energía	Proteína	Hidratos de carbono	Azúcares	Grasas	Grasas saturadas
por ración	284 kcal	28 g	7 g	1 g	15 g	3 g

Sushi de pepino y salmón ahumado

INGREDIENTES

Para 2 raciones:

1 pepino largo
2 huevos
1 cda. sopera de AOVE
1 mozzarella de búfala
100 g de salmón ahumado
1 aguacate

ELABORACIÓN

1. Lava y pela el pepino. Luego, utiliza un pelador de verduras para cortarlo en tiras largas y delgadas. Haz varias hasta que tengas suficientes para envolver el sushi.
2. En una sartén haz los huevos revueltos.
3. Mientras, corta la mozzarella en trocitos, aplasta el aguacate con un tenedor y en un bol mezcla ambos ingredientes, añade los huevos revueltos y remueve bien todo junto.
4. Sobre un papel de horno, coloca las tiras de pepino ligeramente superpuestas en filas de manera que quede una «hoja» que será la base para el sushi.
5. En el centro de las tiras, coloca una línea del relleno: aguacate, mozzarella y huevo revuelto, y enrolla el pepino. Deja enfriar un rato en la nevera.
6. Quita el papel, corta el rollito en trocitos y añade unos trocitos de salmón por encima.

Información nutricional	Energía	Proteína	Hidratos de carbono	Azúcares	Grasas	Grasas saturadas
por ración	389 kcal	32 g	6 g	0 g	26 g	8 g

Matcha latte proteico

INGREDIENTES

Para 1 ración:

1 g de té matcha en polvo
200 ml de bebida vegetal o leche
60 ml de agua caliente
20 g de proteína en polvo
canela de Ceilán al gusto
hielo (opcional)

ELABORACIÓN

1. Añade el té matcha a una taza de agua caliente (sin que llegue a hervir). Agítalo con un batidor de bambú hasta que quede disuelto y espumoso.
2. En otro vaso añade la bebida vegetal o la leche y mézclala con la proteína en polvo. Para que integre mejor puedes usar un espumador eléctrico o bien batir con una cuchara.
3. Por último, añade la leche al té matcha y después añade la canela. Puedes tomarlo caliente o bien añadirle hielos.

Información nutricional*	Energía	Proteína	Hidratos de carbono	Azúcares	Grasas
por ración	96 kcal	19 g	0,5 g	0,5 g	2,3 g

* Depende de la cantidad y variedad de leche/bebida vegetal utilizada. Hemos utilizado bebida de almendra sin azúcar.

Café proteico

INGREDIENTES

Para 1 ración:

café natural al gusto
bebida vegetal (o leche) al gusto
20 g de proteína en polvo
canela de Ceilán al gusto
hielo (opcional)

ELABORACIÓN

1. Prepara el café en tu cafetera.
2. En otro vaso añade la bebida vegetal o la leche y mézclala con la proteína en polvo. Para que integre mejor puedes usar un espumador eléctrico o bien batir con una cuchara.
3. Por último, añade la leche al café y después la canela. Puedes tomarlo caliente o bien añadirle hielos.

Información nutricional*	Energía	Proteína	Hidratos de carbono	Azúcares	Grasas
por ración	96 kcal	19 g	0,5 g	0,5 g	2,3 g

* Depende de la cantidad y variedad de leche/bebida vegetal utilizada. Hemos utilizado bebida de almendra sin azúcar.

LISTA DE LA COMPRA PÉRDIDA DE PESO	
	CANTIDAD
CEREALES	• 220 g de pan (sarraceno, espelta, etc.) • 60 g de pasta, en crudo (de sarraceno, arroz, etc.)
PATATA/BONIATO	• 180 g de boniato
VEGETALES	• 400 g de judías verdes (en conserva) • espinacas/rúcula al gusto • 100 g de acelgas • 100 g de calabaza • 2 cogollos de endivias • 1-2 zanahorias + 700 g de zanahorias • 150 g de espinacas • 90 g de rúcula/canónigos/espinacas • ½ calabacín + 150 g de calabacín • 150 g de acelgas (u otra verdura) • 1 pepino • canónigos
FRUTAS	• 3-4 aguacates • 4 tomates + 1-2 cdas. de tomate frito + un puñadito de tomates • cherri • ración de fruta para los desayunos (1 ración: 120-150 g) • frutos rojos (1 ración: 120-150 g) • ½ lima, zumo y ralladura • 1 limón
LÁCTEOS	• 160 g de queso fresco • 3 yogures naturales (125 g cada uno) • queso mozzarella para fundir • un puñado de queso mozzarella rallado (o 50 g de queso fresco) • 1 mozzarella • 50 g de queso fresco
SEMILLAS Y FRUTOS SECOS	• frutos secos (1 ración: 15-20 g) • 20 g de nueces
SAL Y ESPECIAS	• sal, pimienta, perejil fresco, 1 ,5 cdas. de jengibre fresco, pelado y picado, orégano, pimienta, tomillo

LISTA DE LA COMPRA PÉRDIDA DE PESO

	CANTIDAD
PROTEÍNAS	• 200 g de rodaballo • 12 huevos • 150 g de lomo de cerdo • 200 g de boquerones (pedir limpios en la pescadería para hacer a la plancha) • 120 g de gambas • 200 g de pechuga de pavo • 80 g de mejillones cocidos al natural o en escabeche • 150 g de salmón fresco • ¼ trasero de pollo • 100 g de salmón ahumado • 2 hamburguesas de ternera (de 100 g cada una aprox.) • 1 lata pequeña de atún al natural escurrido (50 g)
EMBUTIDOS	• 60 g de pavo • 100 g de jamón serrano o ibérico • 1-2 lonchas de jamón cocido • 50 g de jamón cocido • pavo, atún, jamón, tofu, etc.
OTROS	• aceite de oliva virgen extra • chocolate negro > 85 % • sal y especias al gusto • 500 ml de caldo de verduras • vinagre • 1 cdta. de mayonesa (comercial o casera)

LA LISTA DE LA COMPRA

- **No** incluye las medias mañanas y meriendas, ya que son opcionales.
- **No** incluye los desayunos opcionales.
- Los ingredientes incluidos corresponden a las recetas completas. Es decir, si la receta está diseñada para 3-4 raciones, se incluyen los ingredientes necesarios para prepararlas para este número de comensales.

LISTA DE LA COMPRA MANTENIMIENTO

	CANTIDAD
CEREALES	• 220 g de pan (sarraceno, espelta, etc.) • 60 g de pasta, en crudo (de sarraceno, arroz, etc.) • 140 g de quinoa cocinada
PATATA/BONIATO	• 180 g de boniato • 150 g de patatas
VEGETALES	• 400 g de judías verdes (en conserva) • espinacas/rúcula al gusto • 100 g de acelgas • 100 g de calabaza • 2 cogollos de endivias • 1-2 zanahorias + 700 g de zanahorias • 150 g de espinacas • 90 g de rúcula/canónigos/espinacas • ½ calabacín + 150 g de calabacín • 150 g de acelgas (u otra verdura) • 1 pepino • canónigos
FRUTAS	• 3-4 aguacates • 4 tomates + 1-2 cdas. de tomate frito + un puñadito de tomates • cherri • ración de fruta para los desayunos (1 ración: 120-150 g) • frutos rojos (1 ración: 120-150 g) • ½ lima, zumo y ralladura • 1 limón
LÁCTEOS	• 160 g de queso fresco • 3 yogures naturales (125 g cada uno) • queso mozzarella para fundir • un puñado de queso mozzarella rallado (o 50 g de queso fresco) • 1 mozzarella • 50 g de queso fresco
SEMILLAS Y FRUTOS SECOS	• frutos secos (1 ración: 15-20 g) • 20 g de nueces

LISTA DE LA COMPRA MANTENIMIENTO

	CANTIDAD
SAL Y ESPECIAS	• sal, pimienta, perejil fresco, 1,5 cdas. de jengibre fresco, pelado y picado, orégano, pimienta, tomillo
PROTEÍNAS	• 200 g de rodaballo • 12 huevos • 150 g de lomo de cerdo • 200 g de boquerones (pedir limpios en la pescadería para hacer a la plancha) • 120 g de gambas • 200 g de pechuga de pavo • 80 g de mejillones cocidos al natural o en escabeche • 150 g de salmón fresco • ¼ trasero de pollo • 100 g de salmón ahumado
	• 2 hamburguesas de ternera (de 100 g cada una aprox.) • 1 lata pequeña de atún al natural escurrido (50 g)
EMBUTIDOS	• 60 g de pavo • 100 g de jamón serrano o ibérico • 1-2 lonchas de jamón cocido • 50 g de jamón cocido • pavo, atún, jamón, tofu, etc.
OTROS	• aceite de oliva virgen extra • chocolate negro > 85 % • sal y especias al gusto • 500 ml de caldo de verduras • vinagre • 1 cdta. de mayonesa (comercial o casera)

LA LISTA DE LA COMPRA

- **No** incluye las medias mañanas y meriendas, ya que son opcionales.
- **No** incluye los desayunos opcionales.
- Los ingredientes incluidos corresponden a las recetas completas. Es decir, si la receta está diseñada para 3-4 raciones, se incluyen los ingredientes necesarios para prepararlas para este número de comensales.

Semana 2

MENÚ SEMANA 2 / PÉRDIDA DE PESO	
DESAYUNO	
LUNES	• Yogur con fruta, frutos secos y chocolate negro rallado • Tostadas con queso fresco y pavo (opcional)
MARTES	• Tortilla de 2 huevos con jamón cocido • Fruta
MIÉRCOLES	• Yogur con fruta y frutos secos • Tostadas con tomate y jamón ibérico (opcional)
JUEVES	• Tostadas con tomate y atún o caballa en conserva • Fruta
VIERNES	• Yogur con fruta y frutos secos • Tostadas con tomate y pavo (opcional)
COMIDA	
LUNES	• Ensalada con rúcula, tomates cherri, calabaza asada y pechuga de pollo a la plancha
MARTES	• Dorada a la plancha con salteado de endivia, pepino y 140 g de **arroz cocido***
MIÉRCOLES	• Pavo rehogado con especias y lombarda asada*
JUEVES	• Ternera con palitos de zanahoria y nabo*
VIERNES	• Pollo a la plancha con calabacín y zanahoria*
CENA	
LUNES	• Pan de zanahoria*
MARTES	• Calabacín gratinado*
MIÉRCOLES	• Tostada con queso fresco y sardinas enlatadas en aceite
JUEVES	• Huevos revueltos con tomate picado y ⅓ de aguacate con AOVE y sal
VIERNES	• Boquerones con calabaza asada y queso fresco*

* ver receta
En negrita los hidratos de carbono ricos en almidón

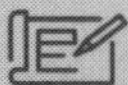

MENÚ SEMANA 2 / PÉRDIDA DE PESO

SÁBADO	DOMINGO
DESAYUNO	
• Tostadas con huevos revueltos y espinacas • Fruta	• Yogur con fruta y frutos secos • Tostadas con aguacate y jamón cocido (opcional)
COMIDA	
• Tallarines de calabaza con pavo en salsa de yogur*	• Tomates aliñados con AOVE y orégano • Costilla de cerdo con **100 g de patatas cocinada***
CENA	
• Alitas de pollo con chips de zanahoria*	• Tortitas de calabacín con jamón y queso*

MEDIAS MAÑANAS Y MERIENDAS	
OPCIONALES	
• Infusiones antiinflamatorias (ver p. 85) • Caldo de verduras o de huesos • Matcha latte proteico* • Café proteico* • Aceitunas con jamón cocido o con queso fresco • Fruta y 15 g de frutos secos	• Tomates cherri con queso • Yogur natural con fruta • 10 g de chocolate negro > 85 % con 15 g de frutos secos • Fruta y 15 g de frutos secos • Fruta con 10 g de chocolate > 85 %
OPCIONES DE POSTRE	
Si tienes la necesidad de comer algo de postre, unas buenas opciones serían: • 1 fruta • un trocito de chocolate > 85 % • un puñadito de frutos secos. • infusión para deshincharse (p. 88)	Ten en cuenta que si tienes problemas digestivos, tomar fruta de postre puede hincharte la tripa o hacer que la digieras peor. En ese caso, mejor tómala en el desayuno o entre comidas.

* ver receta

MENÚ SEMANA 2 / MANTENIMIENTO

DESAYUNO	
LUNES	• Yogur con fruta, frutos secos y chocolate negro rallado • Tostadas con queso fresco y pavo (opcional)
MARTES	• Tortilla de 2 huevos con jamón cocido • Fruta
MIÉRCOLES	• Yogur con fruta y frutos secos • Tostadas con tomate y jamón ibérico (opcional)
JUEVES	• Tostadas con tomate y atún o caballa en conserva • Fruta
VIERNES	• Yogur con fruta y frutos secos • Tostadas con tomate y pavo (opcional)
COMIDA	
LUNES	• Ensalada con rúcula, tomates cherri, calabaza asada, pechuga de pollo a la plancha y 150 g de **quinoa**
MARTES	• Dorada a la plancha con salteado de endivia, pepino y 100 g de **arroz***
MIÉRCOLES	• Pavo rehogado con especias y lombarda asada*
JUEVES	• Ternera con palitos de zanahoria y nabo*
VIERNES	• Pollo a la plancha con calabacín, zanahoria y 150 g de **boniato***
CENA	
LUNES	• Pan de zanahoria*
MARTES	• Calabacín gratinado*
MIÉRCOLES	• Tostada con queso fresco y sardinas enlatadas en aceite
JUEVES	• Huevos revueltos con tomate picado y 1/3 de aguacate con AOVE y sal
VIERNES	• Boquerones con calabaza asada y queso fresco*

* ver receta
En negrita los hidratos de carbono ricos en almidón

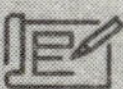

MENÚ SEMANA 2 / MANTENIMIENTO

SÁBADO	DOMINGO
DESAYUNO	
• Tostadas con huevos revueltos con espinacas • Fruta	• Yogur con fruta y frutos secos • Tostadas con aguacate y jamón cocido (opcional)
COMIDA	
• Tallarines de calabaza con pavo en salsa de yogur*	• Tomates aliñados con AOVE y orégano • Costilla de cerdo con **100 g de patatas cocinadas***
CENA	
• Alitas de pollo con chips de zanahoria*	• Tortitas de calabacín con jamón y queso*

MEDIAS MAÑANAS Y MERIENDAS	
OPCIONALES	
• Infusiones antiinflamatorias (ver p. 85) • Caldo de verduras o de huesos • Matcha latte proteico* • Café proteico* • Aceitunas con jamón cocido o con queso fresco • Fruta y 15 g de frutos secos	• Tomates cherri con queso • Yogur natural con fruta • 10 g de chocolate negro > 85 % con 15 g de frutos secos • Fruta y 15 g de frutos secos • Fruta con 10 g de chocolate > 85 %
OPCIONES DE POSTRE	
Si tienes la necesidad de comer algo de postre, unas buenas opciones serían: • 1 fruta • un trocito de chocolate > 85 % • un puñadito de frutos secos • infusión para deshincharse (p. 88)	Ten en cuenta que si tienes problemas digestivos, tomar fruta de postre puede hincharte la tripa o hacer que la digieras peor. En ese caso, mejor tómala en el desayuno o entre comidas.

* ver receta

COMIDA

Pavo rehogado con especias y lombarda asada

INGREDIENTES

Para 1 ración:

100 g de lombarda (cantidad tolerada en FODMAP)
200 g de filete de pavo troceado
especias (pimentón dulce, orégano, comino, tomillo, romero)
AOVE

ELABORACIÓN

1. Precalienta el horno a 180 °C.
2. Lava y corta la lombarda en tiras finas.
3. Mientras tanto, en un bol, mezcla los trozos de pavo con las especias al gusto. Puedes usar una combinación de pimentón dulce, orégano, comino, tomillo y romero. Ajusta las cantidades según tu preferencia.
4. En una bandeja para horno, extiende las tiras de lombarda formando una capa uniforme.
5. Rocía un poco de aceite de oliva y una pizca de sal sobre la lombarda.
6. Hornea la lombarda durante unos 30-40 minutos o hasta que esté tierna y ligeramente dorada.
7. Mientras, en una sartén grande, calienta un poco de aceite de oliva a fuego medio. Agrega los trozos de pavo y cocínalos hasta que estén dorados por todos lados y completamente cocidos. Esto generalmente toma alrededor de 8-10 minutos, dependiendo del tamaño de los trozos.
8. Una vez que la lombarda esté lista, sírvela en un plato junto con el pavo cocinado.

Información nutricional	Energía	Proteína	Hidratos de carbono	Azúcares	Grasas	Grasas saturadas
por ración	283 kcal	35,4 g	15 g	3,8 g	8,5 g	0,9 g

COMIDA

Costilla de cerdo con patatas

INGREDIENTES

Para 2 raciones:

½ costillar de cerdo
sal
200 g de patatas
AOVE
especias al gusto
tomate aliñado con AOVE y orégano

ELABORACIÓN

1. Añade sal a las costillas por los dos lados, vierte el agua en la bandeja de horno y llévala al horno a 180 °C hasta que hierva levemente.
2. En ese momento, incorpora las costillas (boca abajo) y hornea a 120-100 °C durante 4 horas sin darles la vuelta.
3. Retira el agua de la bandeja, dale la vuelta a las costillas y hornea de nuevo 10 minutos con la función grill para que se tuesten por encima.
4. Cocina las patatas en rodajas o palitos al horno o en airfryer con especias al gusto y un chorrito de AOVE.
5. Acompaña las costillas con las patatas y el tomate.

Información nutricional	Energía	Proteína	Hidratos de carbono	Azúcares	Grasas	Grasas saturadas
por ración	436 kcal	21 g	34 g	0 g	24 g	14 g

CENA

Calabacín gratinado

INGREDIENTES

Para 2 raciones:

400 g de calabacín
100 g de jamón cocido en lonchas
100 g de queso fresco cabra/oveja en lonchas
mozzarella para fundir (opcional)

ELABORACIÓN

1. Corta el calabacín en tiras finitas con una mandolina o con un cuchillo.
2. Dispón las tiras sobre un papel de horno y ve añadiendo encima el relleno haciendo varias capas (calabacín-jamón-queso lonchas-mozzarella).
3. Por último, añade el queso fundido por encima.
4. Mete en la airfryer a 180 ºC unos 20-25 minutos. También puedes hacer lo mismo en el horno.

Información nutricional	Energía	Proteína	Hidratos de carbono	Azúcares	Grasas	Grasas saturadas
por ración	307 kcal	28 g	4 g	0 g	20 g	12 g

CENA

Pan de zanahoria

INGREDIENTES

Para 1 ración:

Pan:

1 zanahoria rallada (100 g)
2 huevos enteros
50 g harina de trigo sarraceno (u otra)
sal y especias (orégano)

Por encima (opcional):

semillas de sésamo

Relleno:

1 tomate en láminas
½ aguacate
50 g de queso fresco de cabra
1 cdta. de AOVE

ELABORACIÓN

1. Ralla la zanahoria (yo usé un pelador de patatas). Mezcla todos los ingredientes del pan en un bol y mezcla con una batidora de mano.
2. Añade la mezcla a un molde de silicona cuadrado, engrasado primero con aceite. Si quieres, esparce por encima las semillas de sésamo.
3. Mételo al microondas 4-5 minutos a 700 w (o hasta que quede cocido). También puedes probar a hacerlo en el horno a 180 °C hasta que veas que está listo.
4. Sácalo del molde en caliente para que la parte de abajo se seque y no se quede blanda. Puedes ponerlo sobre una rejilla.
5. Ábrelo por la mitad y rellénalo.

Información nutricional	Energía	Proteína	Hidratos de carbono	Azúcares	Grasas	Grasas saturadas
por ración	646 kcal	32 g	43 g	1 g	38 g	13 g

COMIDA

Pollo a la plancha con calabacín y zanahoria

INGREDIENTES

Para 1 ración:

150 g de pechuga de pollo
100 g de zanahoria
100 g de calabacín
sal y especias al gusto
AOVE

ELABORACIÓN

1. Corta la zanahoria y el calabacín en tiras y sazónalos al gusto.
2. Cocina las verduras en una sartén con AOVE hasta que estén tiernas.
3. Sazona y cocina la pechuga de pollo en otra sartén con AOVE hasta que esté dorada por fuera y cocida por dentro.
4. Sirve el pollo junto con las verduras rehogadas.

Información nutricional	Energía	Proteína	Hidratos de carbono	Azúcares	Grasas	Grasas saturadas
por ración	351 kcal	35 g	9 g	7 g	19 g	3 g

COMIDA

Dorada a la plancha con salteado de endivia, pepino y arroz

INGREDIENTES

Para 1 ración:

150 g de dorada
3 cucharadas de AOVE
100 g de zanahorias cortadas en rodajas
50 g de endivia
50 g de pepino, cortado en rodajas
15 g de piñones
60 g de arroz (en crudo)

ELABORACIÓN

1. Calienta la sartén a fuego medio y engrásala con una cucharada de AOVE. Cocina la dorada a la plancha por ambos lados. Reserva.
2. Saltea las zanahorias a la plancha con la otra cucharada de AOVE. Reserva.
3. Saltea la endivia en la misma sartén con la tercera cucharada de AOVE.
4. Hierve el arroz y prepara una ensalada con la endivia salteada, el pepino en rodajas y los piñones para acompañar la ensalada. Sirve todo junto.

Información nutricional	Energía	Proteína	Hidratos de carbono	Azúcares	Grasas	Grasas saturadas
por ración	659 kcal	34 g	60 g	1 g	40 g	6 g

CENA

Boquerones con calabaza asada y queso fresco

INGREDIENTES

Para 1 ración:

200 g de calabaza
120 g de boquerones para hacer a la plancha
60 g de queso fresco con orégano y sal para decorar (opcional)
2 cdas. de AOVE

ELABORACIÓN

1. Corta la calabaza en rodajas y ponlas sobre una bandeja de horno.
2. Añade 1 cucharada de AOVE y sal. Lleva al horno precalentado a 180 °C con calor arriba y abajo y horena unos 15 minutos o hasta que esté blandita.
3. Añade el queso fresco con orégano y sal encima de la calabaza (opcional).
4. Haz los boquerones en la sartén con 1 cucharada de AOVE, vuelta y vuelta.

Información nutricional	Energía	Proteína	Hidratos de carbono	Azúcares	Grasas	Grasas saturadas
por ración	552 kcal	39 g	12 g	8 g	38 g	14 g

Ternera con palitos de zanahoria y nabo

INGREDIENTES

Para 1 ración:

150 g de ternera
100 g de zanahoria
100 g de nabo
romero
tomillo
comino
AOVE
sal

ELABORACIÓN

1. Pela y lava las zanahorias y el nabo y córtalos en palitos.
2. Precalienta el horno a 180 °C.
3. Coloca los palitos de zanahoria y nabo en una bandeja para hornear.
4. Espolvorea romero, tomillo, comino y sal al gusto por encima y rocíalos con AOVE.
5. Hornea durante unos 25 minutos, o hasta que estén tiernos y ligeramente dorados.
6. Mientras, sazona la ternera con especias al gusto.
7. Calienta una sartén a fuego medio-alto con una cucharada de AOVE.
8. Cuando el aceite esté caliente, añade la ternera.
9. Cocínala durante 3-4 minutos por cada lado o hasta que alcance el punto de cocción deseado (puede variar dependiendo del grosor de la carne y de tu preferencia).
10. Sirve la ternera junto con el nabo y las zanahorias horneadas.

Información nutricional	Energía	Proteína	Hidratos de carbono	Azúcares	Grasas	Grasas saturadas
por ración	379 kcal	32 g	10 g	10 g	23 g	7 g

COMIDA

Tallarines de calabaza con pavo en salsa de yogur

INGREDIENTES

Para 2 raciones:

400 g de pavo o pollo troceado (opción para vegetarianos: tofu o heura)
3 cdas. de yogur natural (o vegetal)
pimentón dulce, sal
½ limón (zumo)
1 cda. de AOVE
300 g de calabaza

ELABORACIÓN

1. Pela la calabaza con un pelador de patatas y haz tiras.
2. Añade las tiras a una sartén con un poco de AOVE y rehógalas hasta que veas que se ablandan.
3. Mientras, en un bol, añade la carne troceada en cuadraditos, el yogur, el pimentón, la sal, el zumo de limón y el AOVE. Remueve bien.
4. Incorpora la carne en salsa a una sartén hasta que se dore (se consumirá todo el líquido). Añade las tiras de calabaza y rehoga junto.

Información nutricional	Energía	Proteína	Hidratos de carbono	Azúcares	Grasas	Grasas saturadas
por ración	335 kcal	47 g	10 g	7 g	11 g	3 g

CENA

Tortitas de calabacín con jamón y queso

INGREDIENTES

Para 1 ración:

350-400 g de calabacín
1 huevo
sal al gusto
AOVE

Relleno:

queso fresco
2 lonchas de jamón cocido

Otras opciones de relleno:

aguacate, tomate, maíz, quinoa, arroz, tofu, lentejas, etc.

ELABORACIÓN

1. Lava bien el calabacín, sécalo y rállalo entero, con la piel (utiliza un rallador).
2. Envuélvelo en un trapo de cocina y estrújalo muy bien para retirar toda el agua posible.
3. Llévalo a un bol, añade 1 huevo y la sal y remueve todo junto.
4. En una sartén previamente engrasada, añade la masa y hazla por ambos lados.
5. Pon el relleno encima de las tortitas para terminar.

Información nutricional	Energía	Proteína	Hidratos de carbono	Azúcares	Grasas	Grasas saturadas
por ración	453 kcal	37 g	8 g	1 g	31 g	12 g

Alitas de pollo con chips de zanahoria

INGREDIENTES

Para 1 ración:
5-6 alitas de pollo
pimentón dulce
orégano
tomillo
romero
200 g de zanahoria
sal
AOVE

ELABORACIÓN

1. En un bol, mezcla las alitas con las especias y un chorrito de AOVE. Asegúrate de que queden bien cubiertas con los condimentos. Deja marinar durante 10 minutos para que se impregnen los sabores (opcional, pero recomendado).
2. Mientras tanto, lava y pela las zanahorias en rodajas finas. En otro bol, mézclalas con un poco de AOVE y sal, asegurándote de que queden bien condimentadas.
3. Precalienta la airfryer o el horno a 180 °C.
4. Coloca las alitas de pollo en la canasta o bandeja, procurando que no queden apiladas. Si es necesario, cocínalas en dos tandas.
5. Cocina las alitas durante 20-25 minutos, volteándolas a mitad de cocción para que se doren de manera uniforme. Ajusta el tiempo según el tamaño de las alitas y la potencia de tu airfryer. Una vez cocidas, retíralas y resérvalas.
6. Luego, coloca las zanahorias en la canasta de la airfryer y cocina durante 15 minutos o hasta que estén tiernas y doradas.

Información nutricional	Energía	Proteína	Hidratos de carbono	Azúcares	Grasas	Grasas saturadas
por ración	438 kcal	38 g	15 g	15 g	25 g	6 g

LISTA DE LA COMPRA PÉRDIDA DE PESO

	CANTIDAD
CEREALES	• 120 g de pan (harina de trigo sarraceno, espelta, etc.) • 50 g de harina de trigo sarraceno (u otra) • 60 g de arroz (peso en crudo)
PATATA/BONIATO	• 100 g de patatas
VEGETALES	• 90 g de rúcula (u otra verdura) • 600 g de calabaza • 1 zanahoria + 600 g • 50 g de endivia • 50 g de pepino • 150 g de calabacín • 100 g de lombarda • 100 g de nabo • 50 g de espinacas
FRUTAS	• 1 ración de fruta para cada desayuno (1 ración: 120-150 g) • 1 puñado de tomates cherri + 5 tomates • 1 aguacate • ½ limón (zumo)
SEMILLAS Y FRUTOS SECOS	• semillas de sésamo (opcional) • 15 g de piñones • frutos secos (1 ración: 15-20 g)
PROTEÍNAS	• 500 g de pechuga de pollo • 10 huevos • 150 g de dorada • 200 g de filete de pavo troceado • 1 lata de sardinas en aceite • 1 lata de atún o caballa en conserva • 150 g de ternera • 120 g de boquerones para hacer a la plancha • 400 g de pavo/pollo en trozos • 5-6 alitas de pollo • ½ costillar de cerdo
SAL Y ESPECIAS	• orégano, romero, tomillo, comino, pimentón dulce

LISTA DE LA COMPRA PÉRDIDA DE PESO	
	CANTIDAD
LÁCTEOS	• 4 yogures naturales (125 g cada uno) + 3 cdas. de yogur natural (o vegetal) • 160 g de queso fresco de cabra • 100 g de queso fresco de cabra/oveja en lonchas • mozzarella para fundir (opcional) • 2 lonchas de queso de cabra/oveja
EMBUTIDOS	• 150 g de jamón cocido + 8 lonchas de jamón cocido
OTROS	• chocolate negro > 85 % • aceite de oliva virgen extra • pimentón dulce, orégano, comino, tomillo, romero

LA LISTA DE LA COMPRA

- **No** incluye las medias mañanas y meriendas, ya que son opcionales.
- **No** incluye los desayunos opcionales.
- Los ingredientes incluidos corresponden a las recetas completas. Es decir, si la receta está diseñada para 3-4 raciones, se incluyen los ingredientes necesarios para prepararlas para ese mismo número de comensales.

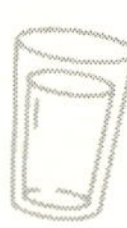
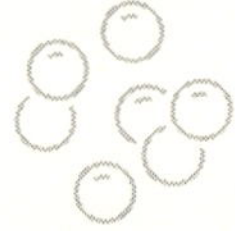
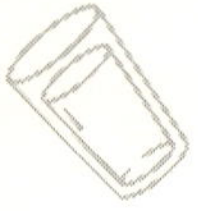
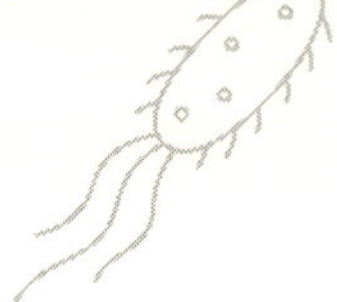
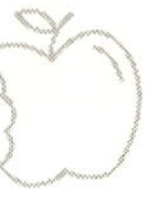
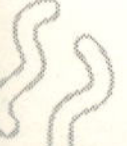
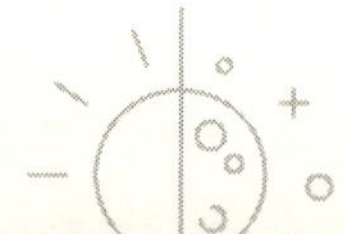

LISTA DE LA COMPRA MANTENIMIENTO

	CANTIDAD
CEREALES	• 120 g de pan (harina de trigo sarraceno, espelta, etc.) • 50 g de harina de trigo sarraceno (u otra) • 60 g de arroz (peso en crudo) • 150 g de quinoa cocida
PATATA/BONIATO	• 100 g de patatas • 150 g de boniato
VEGETALES	• 90 g de rúcula (u otra verdura) • 600 g de calabaza • 1 zanahoria + 600 g • 50 g de endivia • 50 g de pepino • 150 g de calabacín • 100 g de lombarda • 100 g de nabo • 50 g de espinacas
FRUTAS	• 1 ración de fruta para cada desayuno (1 ración: 120-150 g) • 1 puñado de tomates cherri + 5 tomates • 1 aguacate • ½ limón (zumo)
LÁCTEOS	• 4 yogures naturales (125 g cada uno) + 3 cdas. de yogur natural (o vegetal) • 160 g de queso fresco de cabra • 100 g de queso fresco cabra/oveja en lonchas • mozzarella para fundir (opcional) • 2 lonchas de queso de cabra/oveja
SEMILLAS Y FRUTOS SECOS	• semillas de sésamo (opcional) • 15 g de piñones • frutos secos (1 ración: 15-20 g)

LISTA DE LA COMPRA MANTENIMIENTO	
	CANTIDAD
PROTEÍNAS	• 500 g de pechuga de pollo • 8 huevos • 150 g de dorada • 200 g de filete de pavo troceado • 1 lata de sardinas en aceite • 1 lata de atún o caballa en conserva • 150 g de ternera • 120 g de boquerones para hacer a la plancha • 400 g de pavo/pollo en trozos • 5-6 alitas de pollo • ½ costillar de cerdo
SAL Y ESPECIAS	• orégano, romero, tomillo, comino, pimentón dulce
EMBUTIDOS	• 250 g de jamón cocido
OTROS	• chocolate negro > 85 % • aceite de oliva virgen extra • pimentón dulce, orégano, comino, tomillo, romero

LA LISTA DE LA COMPRA

- **No** incluye las medias mañanas y meriendas, ya que son opcionales.
- **No** incluye los desayunos opcionales.
- Los ingredientes incluidos corresponden a las recetas completas. Es decir, si la receta está diseñada para 3-4 raciones, se incluyen los ingredientes necesarios para prepararlas para ese mismo número de comensales.

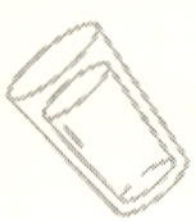
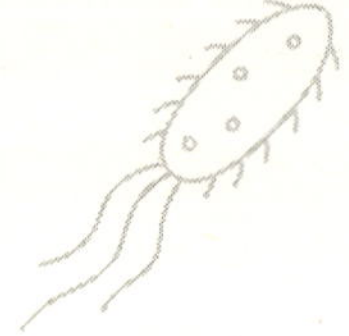
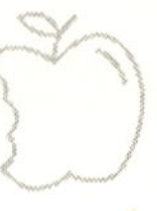
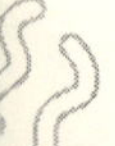
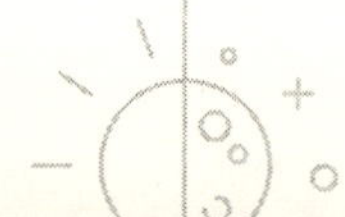

Semana 3

MENÚ SEMANA 3 / PÉRDIDA DE PESO	
DESAYUNO	
LUNES	• Tostadas con aguacate y salmón ahumado • Fruta
MARTES	• Yogur con fruta • Huevos revueltos con ⅓ aguacate (opcional)
MIÉRCOLES	• Tostadas con tomate y jamón cocido • Fruta
JUEVES	• Yogur con fruta y frutos secos • Tostadas con aguacate y huevo a la plancha (opcional)
VIERNES	• Tostadas con tomate y atún o caballa en conserva • Fruta
COMIDA	
LUNES	• Ensalada de zanahoria, 50 g de ***guisantes*** y 150 g de **patatas** cocidas • Gallo a la plancha
MARTES	• Ensalada de tomate y ½ aguacate con albahaca y AOVE • Lomo de cerdo a la plancha
MIÉRCOLES	• Ensalada con rúcula, 180 g de ***lentejas*** en conserva, tomates cherri, zanahoria y huevo cocido
JUEVES	• Pavo con especias y acelgas rehogadas*
VIERNES	• Ternera a la plancha con sticks de calabaza asados
CENA	
LUNES	• Crema de espinacas y calabacín* • Tortilla de 2 huevos rellena con pavo
MARTES	• Berberechos con judías verdes rehogadas y queso fresco*
MIÉRCOLES	• Caldo de verduras • Endivias rellenas de atún*
JUEVES	• *Espárragos* verdes a la plancha • Boquerones a la plancha
VIERNES	• Minipizza con base de pollo*

* ver receta
En negrita los hidratos de carbono ricos en almidón
En cursiva los alimentos reintroducidos esta semana

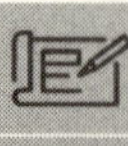

MENÚ SEMANA 3 / PÉRDIDA DE PESO

SÁBADO	DOMINGO
DESAYUNO	
• Yogur con fruta y frutos secos • Tostadas con aguacate y jamón cocido (opcional)	• Tostadas con queso fresco y atún o caballa en conserva • Fruta
COMIDA	
• Rodaballo a la plancha con *brócoli* asado	• Pollo en salsa de yogur con judías verdes rehogadas*
CENA	
• Sepia a la plancha con chips de zanahoria*	• Tortilla de *berenjena** • 1 lata de mejillones en conserva

MEDIAS MAÑANAS Y MERIENDAS	
OPCIONALES	
• Infusiones antiinflamatorias (ver p. 85) • Caldo de verduras o de huesos • Matcha latte proteico* • Café proteico* • Aceitunas con jamón cocido o con queso fresco • Fruta y 15 g de frutos secos	• Tomates cherri con queso • Yogur natural con fruta • 10 g de chocolate negro > 85 % con 15 g de frutos secos • Fruta y 15 g de frutos secos • Fruta con 10 g de chocolate > 85 %
OPCIONES DE POSTRE	
Si tienes la necesidad de comer algo de postre, unas buenas opciones serían: • 1 fruta • un trocito de chocolate > 85 % • un puñadito de frutos secos. • infusión para deshincharse (p. 88)	Ten en cuenta que si tienes problemas digestivos, tomar fruta de postre puede hincharte la tripa o hacer que la digieras peor. En ese caso, mejor tómala en el desayuno o entre comidas.

* ver receta
En negrita los hidratos de carbono ricos en almidón

MENÚ SEMANA 3 / MANTENIMIENTO	
DESAYUNO	
LUNES	• Tostadas con aguacate y salmón ahumado • Fruta
MARTES	• Yogur con fruta • Huevos revueltos con 1/3 aguacate (opcional)
MIÉRCOLES	• Tostadas con tomate y jamón cocido • Fruta
JUEVES	• Yogur con fruta y frutos secos • Tostadas con aguacate y huevo a la plancha (opcional)
VIERNES	• Tostadas con tomate y atún o caballa en conserva • Fruta
COMIDA	
LUNES	• Ensalada de zanahoria, 50 g de ***guisantes*** y 150 g de **patatas** cocidas • Gallo a la plancha
MARTES	• Ensalada de tomate y ½ aguacate con albahaca y AOVE • Lomo de cerdo a la plancha
MIÉRCOLES	• Ensalada con rúcula, 180 g de ***lentejas*** en conserva, tomates cherri, zanahoria y huevo cocido
JUEVES	• Pavo con especias y acelgas rehogadas*
VIERNES	• Ternera a la plancha con sticks de calabaza asados y 150 g de **patatas** cocidas
CENA	
LUNES	• Crema de espinacas y calabacín* • Tortilla de 2 huevos rellena con pavo
MARTES	• Berberechos con judías verdes rehogadas y queso fresco*
MIÉRCOLES	• Caldo de verduras • Endivias rellenas de atún*
JUEVES	• *Espárragos* verdes a la plancha • Boquerones a la plancha
VIERNES	• Minipizza con base de pollo*

* ver receta
En negrita los hidratos de carbono ricos en almidón
En cursiva los alimentos reintroducidos esta semana

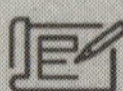

MENÚ SEMANA 3 / MANTENIMIENTO

SÁBADO	DOMINGO
DESAYUNO	
• Yogur con fruta y frutos secos • Tostadas con aguacate y jamón cocido (opcional)	• Tostadas con queso fresco y atún o caballa en conserva • Fruta
COMIDA	
• Rodaballo a la plancha con *brócoli* asado y 140g de **quinoa** cocida	• Pollo en salsa de yogur con judías verdes rehogadas*
CENA	
• Sepia a la plancha con chips de zanahoria*	• Tortilla de *berenjena** • 1 lata de mejillones en conserva

MEDIAS MAÑANAS Y MERIENDAS	
OPCIONALES	
• Infusiones antiinflamatorias (ver p. 85) • Caldo de verduras o de huesos • Matcha latte proteico* • Café proteico* • Aceitunas con jamón cocido o con queso fresco • Fruta y 15 g de frutos secos	• Tomates cherri con queso • Yogur natural con fruta • 10 g de chocolate negro > 85 % con 15 g de frutos secos • Fruta y 15 g de frutos secos • Fruta con 10 g de chocolate > 85 %
OPCIONES DE POSTRE	
Si tienes la necesidad de comer algo de postre, unas buenas opciones serían: • 1 fruta • un trocito de chocolate > 85 % • un puñadito de frutos secos. • infusión para deshincharse (p. 88)	Ten en cuenta que si tienes problemas digestivos, tomar fruta de postre puede hincharte la tripa o hacer que la digieras peor. En ese caso, mejor tómala en el desayuno o entre comidas.

* ver receta

Semana 3

A partir de esta semana, empezaremos a introducir poco a poco las fibras que hemos quitado al inicio del reto. Para ello, solo tienes que **reintroducir un alimento al día** de los que aparecen en la siguiente lista:

- guisantes
- lentejas
- espárragos blancos o verdes
- brócoli
- berenjena

* Evita introducir más de uno de estos alimentos ricos en fibra al día para que te sea más fácil fijarte cómo te sienta de manera aislada.
** En el menú ya vienen incorporados en *cursiva*.
*** El resto de los alimentos restringidos que no aparezcan en esta lista siguen sin poder introducirse.

RECETAS SEMANA 3

COMIDA

Pollo en salsa de yogur con judías verdes rehogadas

INGREDIENTES
Para 2 raciones:
400 g de pollo en trozos
3 cdas. de yogur natural
pimentón dulce
sal
zumo de ½ limón
1 cucharada de AOVE
400 g de judías verdes en conserva

ELABORACIÓN
1. En un bol añade el pollo troceado en cuadraditos, el yogur, el pimentón, la sal, el zumo de limón y el AOVE. Remueve bien.
2. Añade la mezcla a la airfryer a 180 °C durante 10-12 minutos hasta que esté hecho. También puedes meterlo al horno a 180 °C con calor arriba y abajo durante 20 minutos aproximadamente.
3. Escurre las judías verdes y rehógalas en una sartén caliente con AOVE, sal y especias al gusto.

Información nutricional	Energía	Proteína	Hidratos de carbono	Azúcares	Grasas	Grasas saturadas
por ración	312 kcal	35,4 g	15 g	3,8 g	5,6 g	0,7 g

CENA

Crema de espinacas y calabacín

INGREDIENTES

Para 1 ración:

150 g de calabacín cortado en trozos pequeños
50 g de apio picado
50 g de espinacas frescas, lavadas y escurridas
1 cda. de AOVE
sal y pimienta al gusto
150-200 ml de agua

ELABORACIÓN

1. En una olla o sartén, calienta 1 cucharada de AOVE a fuego medio.
2. Añade el apio y el calabacín. Cocina durante 5-7 minutos, removiendo de vez en cuando hasta que estén ligeramente dorados y empiecen a ablandarse.
3. Incorpora las espinacas al final del rehogado y cocina 1-2 minutos más hasta que se marchiten.
4. Una vez listas, cubre las verduras con un poco de agua (unos 150-200 ml, lo justo para que queden sumergidas). Cocina durante 5 minutos para que se integren los sabores.
5. Retira del fuego y tritura hasta obtener una crema homogénea. Rectifica con sal y pimienta al gusto.

Información nutricional	Energía	Proteína	Hidratos de carbono	Azúcares	Grasas	Grasas saturadas
por ración	98 kcal	4 g	8,5 g	3,8 g	5,6 g	0,7 g

CENA

Berberechos con judías verdes rehogadas y queso fresco

INGREDIENTES

Para 1 ración:

1 lata de berberechos
200 g de judías verdes en conserva
80 g de queso fresco
AOVE
sal y especias al gusto

ELABORACIÓN

1. Abre la lata de berberechos, escúrrelos y resérvalos.
2. Lava, enjuaga y escurre las judías verdes en conserva.
3. En una sartén, calienta una cucharada de AOVE.
4. Añade las judías verdes a la sartén y rehoga durante unos minutos con sal y especias al gusto.
5. En un bol grande, combina los berberechos, las judías verdes rehogadas y el queso fresco.

Información nutricional	Energía	Proteína	Hidratos de carbono	Azúcares	Grasas	Grasas saturadas
por ración	303 kcal	29 g	19,5 g	0,7 g	13,8 g	1,6 g

Pavo con especias y acelgas rehogadas

INGREDIENTES

Para 1 ración:

200 g de acelgas
200 g de filete de pavo troceado
pimentón dulce
orégano
comino
tomillo
romero
AOVE

ELABORACIÓN

1. Hierve agua en una olla grande y agrega las acelgas hasta que estén tiernas. Esto tomará unos 5-7 minutos. Una vez cocidas, escúrrelas, separa las hojas de los tallos y reserva.
2. En un bol, sazona los trozos de pavo con las especias. Ajusta las cantidades según tu preferencia.
3. En una sartén grande, calienta un poco de aceite de oliva a fuego medio. Agrega los trozos de pavo sazonados y cocínalos hasta que estén dorados por todos lados y completamente cocidos. Esto generalmente tomará alrededor de 8-10 minutos, dependiendo del tamaño de los trozos. Retira el pavo cocido de la sartén y reserva.
4. En la misma sartén, agrega un poco más de aceite de oliva si es necesario y rehoga las acelgas.
5. Sírvelo todo junto.

Información nutricional	Energía	Proteína	Hidratos de carbono	Azúcares	Grasas	Grasas saturadas
por ración	372 kcal	48 g	5 g	1 g	17 g	3 g

Endivias rellenas de atún

INGREDIENTES

Para 1 ración:

2 cogollos de endivias
2 latas de atún al natural, de 48 g cada una
AOVE
sal y especias al gusto

ELABORACIÓN

1. Precalienta el horno a 180 °C con calor arriba y abajo.
2. Sobre la bandeja del horno, pon las hojas de endivias y añade sal, especias y AOVE.
3. Lleva al horno unos 15-20min o hasta que las veas un poco doraditas.
4. Rellénalas con el atún desmenuzado, distribuyéndolo de manera uniforme entre las hojas.
5. Rocía un poco de AOVE sobre las endivias rellenas y sazona con sal y tus especias favoritas. Puedes optar por hierbas frescas como tomillo o perejil, o incluso un toque de pimienta negra molida para darle un sabor extra.

Información nutricional	Energía	Proteína	Hidratos de carbono	Azúcares	Grasas	Grasas saturadas
por ración	238 kcal	28 g	3 g	2 g	11 g	2 g

CONSEJO PARA QUITAR EL AMARGOR DE LAS ENDIVIAS

- Quita la parte de abajo del tallo.
- Después quita el cono central con un cuchillo y separa las hojas.

Chips de zanahoria

CENA

INGREDIENTES

Para 1-2 raciones:

3-5 zanahorias
3 cucharaditas de AOVE
especias al gusto (pimentón, orégano, hierbas provenzales, pimienta)

ELABORACIÓN

1. Precalienta el horno a 200 °C.
2. Pela y corta a tiras las zanahorias (se puede hacer con un pelapatatas si se quieren muy finitas).
3. En un bol mezcla el aceite de oliva y las especias.
4. Añade la mezcla de aceite y especias sobre las zanahorias hasta que estén todas recubiertas.
5. Extiende las tiras sobre un papel de horno.
6. Hornea unos 10 minutos y listo.

Información nutricional	Energía	Proteína	Hidratos de carbono	Azúcares	Grasas	Grasas saturadas
por ración	80 kcal	10 g	0 g	0 g	4 g	1 g

Minipizza con base de pollo

CENA

INGREDIENTES

Para 1 ración:

200 g de pechuga de pollo o pavo picado
1 huevo
orégano, pimienta y una pizca de sal

Por encima:

50 g de queso mozzarella para fundir
2 lonchas de lacón ibérico cortadas en trocitos

Otras opciones de relleno: atún, pavo, huevo, tomate, jamón cocido, etc.

ELABORACIÓN

1. Precalienta el horno arriba y abajo a 200 °C.
2. Tritura el pollo en una batidora junto con el huevo, las especias y la sal.
3. Sobre un papel de horno extiende la masa hasta que quede bien finita e introdúcela en el horno 10 minutos (sin el relleno).
4. Sácala del horno, dale la vuelta y pon encima los ingredientes que hayas elegido para el relleno.
5. Llévala al horno otros 10 minutos y después déjala otros 5 minutos solo con la función grill o hasta que veas que está doradita.

* Embarazo: pavo, jamón cocido, huevo, etc.

Información nutricional	Energía	Proteína	Hidratos de carbono	Azúcares	Grasas	Grasas saturadas
por ración	540 kcal	71 g	6 g	0 g	26 g	10 g

Tortilla de berenjena

INGREDIENTES

Para 1 ración:

150-200 g de berenjena
2 huevos
1 cda. de AOVE
sal
pimienta
hierbas aromáticas

ELABORACIÓN

1. Lava la berenjena y córtala en cubos pequeños. Si lo prefieres, puedes pelarla.
2. Coloca los cubos en un colador, espolvorea con una pizca de sal y deja reposar unos 15-20 minutos para que suelte el exceso de agua y el amargor. Luego, enjuaga y seca bien con papel de cocina.
3. Calienta un poco de AOVE a fuego medio en una sartén.
4. Agrega los cubos de berenjena y cocínalos durante unos 10-12 minutos hasta que estén tiernos y dorados. Rectifica la sal y pimienta al gusto.
5. En un bol, bate los 2 huevos con una pizca de sal y pimienta (puedes añadir algunas hierbas frescas como perejil, albahaca o cilantro para darle más sabor).
6. Una vez que la berenjena esté cocida, distribúyela uniformemente en la sartén.
7. Vierte los huevos batidos sobre ella, asegurándote de que se distribuya de manera uniforme.
8. Cocina a fuego medio-bajo, moviendo la sartén ligeramente para que la tortilla no se pegue y se cocine de manera uniforme.
9. Cuando la parte inferior esté cocida y los bordes comiencen a cuajar, utiliza una espátula para despegarlos.
10. Con cuidado, voltea la tortilla. Puedes ayudarte de un plato: colócalo sobre la sartén y dale la vuelta, luego desliza la tortilla de nuevo en la sartén.
11. Cocina durante otros 2-3 minutos, hasta que el otro lado esté dorado y el centro cocido a tu gusto.

Información nutricional	Energía	Proteína	Hidratos de carbono	Azúcares	Grasas	Grasas saturadas
por ración	329 kcal	15 g	12 g	10 g	23 g	5 g

LISTA DE LA COMPRA PÉRDIDA DE PESO

	CANTIDAD
CEREALES	• 160 g de pan (harina de trigo sarraceno, espelta, etc.)
PATATA/BONIATO	• 150 g de patatas cocidas • 180 g de lentejas en conserva • 50 g de guisantes
VEGETALES	• 4 zanahorias • 150 g de calabacín • 50 g de apio • 50 g de espinacas • 200 g de judías verdes en conserva • 70 g de rúcula • 2 cogollos de endivias • 200 g de acelgas rojas (tallo y hoja) • 200 g de espárragos verdes • 200 g de calabaza • 200 g de brócoli • 400 g de judías verdes en conserva • 200 g de berenjena • 200 g de caldo de verdura (o huesos)
FRUTAS	• 1 aguacate • 1 ración de fruta para cada desayuno (1 ración: 120-150 g) • 2 tomates + 50 g de tomates cherri • 1 limón (zumo)
LÁCTEOS	• 3 yogures naturales (125 g cada uno) + 3 cdas. de yogur natural • 130 g de queso fresco • 50 g de queso mozzarella para fundir
SEMILLAS Y FRUTOS SECOS	• frutos secos (en raciones de 15-20 g)
SAL Y ESPECIAS	• albahaca, pimienta, pimentón dulce, orégano, comino, tomillo, romero

LISTA DE LA COMPRA PÉRDIDA DE PESO	
	CANTIDAD
PROTEÍNAS	• 50 g de salmón ahumado • 150 g de gallo • 6 huevos • 150 g de lomo de cerdo • 1 lata de berberechos • 2 latas de atún al natural (48 g cada una) • 2 latas de atún o caballa en conserva • 200 g de filete de pavo troceado • 150 g de boquerones para plancha • 150-200 g de ternera • 200 g de pechuga de pollo o pavo picado • 150 g de rodaballo • 150-200 g de sepia para plancha • 400 g de pollo en trozos • 1 lata de mejillones en conserva
EMBUTIDOS	• 50 g de pavo • 50 g de jamón cocido • 2 lonchas de lacón ibérico cortadas en trocitos (o pavo, atún, jamón cocido, etc.)
OTROS	• aceite de oliva virgen extra

LA LISTA DE LA COMPRA

- **No** incluye las medias mañanas y meriendas, ya que son opcionales.
- **No** incluye los desayunos opcionales.
- Los ingredientes incluidos corresponden a las recetas completas. Es decir, si la receta está diseñada para 3-4 raciones, se incluyen los ingredientes necesarios para prepararlas para el mismo número de comensales.

LISTA DE LA COMPRA MANTENIMIENTO

	CANTIDAD
CEREALES	• 160 g de pan (harina de trigo sarraceno, espelta, etc.) • 140 g de quinoa cocida
PATATA/BONIATO	• 300 g de patatas cocidas • 180 g de *lentejas* en conserva • 50 g de *guisantes*
VEGETALES	• 4 zanahorias • 150 g de calabacín • 50 g de apio • 50 g de espinacas • 200 g de judías verdes en conserva • 70 g de rúcula • 2 cogollos de endivias • 200 g de acelgas rojas (tallo y hoja) • 200 g de *espárragos verdes* • 200 g de calabaza • 200 g de *brócoli* • 400 g de judías verdes en conserva • 200 g de *berenjena*
FRUTAS	• 1 aguacate • 1 ración de fruta para cada desayuno (1 ración 120-150 g) • 2 tomates + 50 g de tomates cherri • 1 limón (zumo)
LÁCTEOS	• 3 yogures naturales (125 g cada uno) + 3 cdas. de yogur natural • 130 g de queso fresco • 50 g de queso mozzarella para fundir
SEMILLAS Y FRUTOS SECOS	• frutos secos (en raciones de 15-20 g)
SAL Y ESPECIAS	• albahaca, pimienta, pimentón dulce, orégano, comino, tomillo, romero

LISTA DE LA COMPRA MANTENIMIENTO	
	CANTIDAD
PROTEÍNAS	• 50 g de salmón ahumado • 150 g de gallo • 6 huevos • 150 g de lomo de cerdo • 1 lata de berberechos • 2 latas de atún al natural (48 g cada una) • 2 latas de atún o caballa en conserva • 200 g de filete de pavo troceado • 150 g de boquerones para la plancha • 150-200 g de ternera • 200 g de pechuga de pollo o pavo picado • 150 g de rodaballo • 150-200 g de sepia para plancha • 400 g de pollo en trozos • 1 lata de mejillones en conserva
EMBUTIDOS	• 50 g de pavo • 50 g de jamón cocido • 2 lonchas de lacón ibérico cortadas en trocitos (o pavo, atún, jamón cocido, etc.)
OTROS	• aceite de oliva virgen extra

LA LISTA DE LA COMPRA

- **No** incluye las medias mañanas y meriendas, ya que son opcionales.
- **No** incluye los desayunos opcionales.
- Los ingredientes incluidos corresponden a las recetas completas. Es decir, si la receta está diseñada para 3-4 raciones, se incluyen los ingredientes necesarios para prepararlas para el mismo número de comensales.

Semana 4

MENÚ SEMANA 4 / PÉRDIDA DE PESO	
DESAYUNO	
LUNES	• Yogur con *manzana* asada, canela y frutos secos • Tostadas con 2 huevos revueltos y queso fresco (opcional)
MARTES	• Tostadas con tomate y atún o caballa en conserva • Fruta
MIÉRCOLES	• Yogur con fruta y frutos secos • Tostadas con aguacate y jamón cocido
JUEVES	• Tostadas con tomate y jamón cocido • Fruta
VIERNES	• Yogur con fruta y frutos secos • Tostadas con pavo y queso fresco
COMIDA	
LUNES	• Ensalada con pollo y 120 g de **boniato***
MARTES	• Lomo de cerdo a la plancha con *pimientos* rehogados*
MIÉRCOLES	• Ensalada de *pera*, queso de cabra y nueces* • Merluza a la plancha
JUEVES	• Ensalada con pechuga de pavo*
VIERNES	• *Alcachofas* en conserva rehogadas con jamón* • Lubina a la plancha
CENA	
LUNES	• Bocaditos de calabacín*
MARTES	• Boquerones con tomate, aguacate y huevo*
MIÉRCOLES	• Crema de calabaza* • Muffins de queso*
JUEVES	• Rollitos de calabacín*
VIERNES	• Minipizzas de zanahoria*

* ver receta
En negrita los hidratos de carbono ricos en almidón
En cursiva los alimentos reintroducidos esta semana

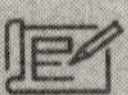

MENÚ SEMANA 4 / PÉRDIDA DE PESO

SÁBADO	DOMINGO
DESAYUNO	
• 2 huevos revueltos con $^{1}/_{3}$ aguacate y jamón cocido • Fruta	• Yogur con fruta y frutos secos • Tostadas con aguacate, queso fresco y pavo (opcional)
COMIDA	
• Carne picada con verduras y acelgas rehogadas*	• Ensalada con rúcula, *remolacha* y nueces* • Pollo asado
CENA	
• Crema de calabaza* • Tortilla de **patata***	• Espaguetis de soja, atún, calabacín y zanahoria*

MEDIAS MAÑANAS Y MERIENDAS	
OPCIONALES	
• Infusiones antiinflamatorias (ver p. 85) • Caldo de verduras o de huesos • Matcha latte proteico* • Café proteico* • Aceitunas con jamón cocido o con queso fresco • Fruta y 15 g de frutos secos	• Tomates cherri con queso • Yogur natural con fruta • 10 g de chocolate negro > 85 % con 15 g de frutos secos • Fruta y 15 g de frutos secos • Fruta con 10 g de chocolate > 85 %
OPCIONES DE POSTRE	
Si tienes la necesidad de comer algo de postre, unas buenas opciones serían: • 1 fruta • un trocito de chocolate > 85 % • un puñadito de frutos secos. • infusión para deshincharse (p. 88)	Ten en cuenta que si tienes problemas digestivos, tomar fruta de postre puede hincharte la tripa o hacer que la digieras peor. En ese caso, mejor tómala en el desayuno o entre comidas.

* ver receta

MENÚ SEMANA 4 / MANTENIMIENTO	
DESAYUNO	
LUNES	• Yogur con *manzana* asada, canela y frutos secos • Tostadas con 2 huevos revueltos y queso fresco (opcional)
MARTES	• Tostadas con tomate y atún o caballa en conserva • Fruta
MIÉRCOLES	• Yogur con fruta y frutos secos • Tostadas con aguacate y jamón cocido
JUEVES	• Tostadas con tomate y pavo • Fruta
VIERNES	• Yogur con fruta y frutos secos • Tostadas con jamón cocido y queso fresco
COMIDA	
LUNES	• Ensalada con pollo y 150 g de **boniato***
MARTES	• Lomo de cerdo a la plancha con *pimientos* rehogados* y 150 g de **patatas** asadas
MIÉRCOLES	• Ensalada de *pera*, queso de cabra y nueces* • Merluza a la plancha
JUEVES	• Ensalada con pechuga de pavo*
VIERNES	• *Alcachofas* en conserva rehogadas con jamón* • Lubina a la plancha
CENA	
LUNES	• Bocaditos de calabacín*
MARTES	• Boquerones con tomate, aguacate y huevo*
MIÉRCOLES	• Crema de calabaza* • Muffins de queso*
JUEVES	• Rollitos de calabacín*
VIERNES	• Minipizzas de zanahoria*

* ver receta
En negrita los hidratos de carbono ricos en almidón
En cursiva los alimentos reintroducidos esta semana

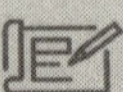

MENÚ SEMANA 4 / MANTENIMIENTO

SÁBADO	DOMINGO
DESAYUNO	
• Tostadas con aguacate, 2 huevos revueltos y jamón cocido • Fruta	• Yogur con fruta y frutos secos • Tostadas con aguacate, queso fresco y pavo (opcional)
COMIDA	
• Carne picada con verduras y acelgas rehogadas*	• Ensalada con rúcula, *remolacha* y nueces* • Pollo asado con 150 g de **patatas** asadas
CENA	
• Crema de calabaza* • Tortilla de **patata***	• Espaguetis de soja, atún, calabacín y zanahoria*

MEDIAS MAÑANAS Y MERIENDAS	
OPCIONALES	
• Infusiones antiinflamatorias (ver p. 85) • Caldo de verduras o de huesos • Matcha latte proteico* • Café proteico* • Aceitunas con jamón cocido o con queso fresco • Fruta y 15 g de frutos secos	• Tomates cherri con queso • Yogur natural con fruta • 10 g de chocolate negro > 85 % con 15 g de frutos secos • Fruta y 15 g de frutos secos • Fruta con 10 g de chocolate > 85 %
OPCIONES DE POSTRE	
Si tienes la necesidad de comer algo de postre, unas buenas opciones serían: • 1 fruta • un trocito de chocolate > 85 % • un puñadito de frutos secos. • infusión para deshincharse (p. 88)	Ten en cuenta que si tienes problemas digestivos, tomar fruta de postre puede hincharte la tripa o hacer que la digieras peor. En ese caso, mejor tómala en el desayuno o entre comidas.

* ver receta

Semana 4

Empezaremos a introducir poco a poco las fibras que hemos quitado las dos primeras semanas.

Además de los alimentos que **ya hemos reintroducidos en la semana 3**, añadiremos los que aparecen a continuación de la misma manera, uno al día. Los anteriores ya podemos tomarlos con normalidad.

- manzana asada
- pera
- pimiento
- alcachofa
- remolacha

RECETAS SEMANA 4

COMIDA

Ensalada de pera, queso de cabra y nueces

INGREDIENTES

Para 1 ración:

70-80 g de hojas verdes (rúcula, espinacas o mezclas)
1 pera
40 g de queso fresco de cabra
20 g de nueces
1 cda. de AOVE
vinagre de manzana al gusto
sal y especias al gusto

ELABORACIÓN

1. Lava y seca las hojas verdes. Colócalas como base en un plato o bol.
2. Lava la pera, quítale el corazón y córtala en láminas finas.
3. Desmenuza el queso de cabra sobre las brotes, añade las nueces troceadas y la pera cortada en láminas.
4. Aliña con el AOVE, el vinagre de manzana y las especias al gusto.

Información nutricional	Energía	Proteína	Hidratos de carbono	Azúcares	Grasas	Grasas saturadas
por ración	368 kcal	10,1 g	33,6 g	14,4 g	18,09 g	2,3 g

CENA

Crema de calabaza

INGREDIENTES

Para 2 raciones:

500 g de calabaza pelada y cortada en cubos
1 zanahoria grande pelada y cortada en rodajas
500 ml de agua
1 cda. de AOVE
sal y pimienta al gusto

ELABORACIÓN

1. En una olla grande, calienta el aceite de oliva a fuego medio. Saltea la calabaza y la zanahoria durante unos 5 minutos, removiendo ocasionalmente.
2. Vierte el agua en la olla. Lleva a ebullición y luego reduce el fuego.
3. Cocina a fuego lento durante unos 15-20 minutos o hasta que la calabaza y la zanahoria estén tiernas.
4. Retira la olla del fuego.
5. Con una batidora de mano, tritura los ingredientes hasta obtener una crema suave. Si no tienes, puedes transferir la mezcla a una licuadora en varias tandas. Si la crema está muy espesa, añade un poco más de agua hasta obtener la consistencia deseada. Sazona con sal y pimienta si lo deseas.

Información nutricional	Energía	Proteína	Hidratos de carbono	Azúcares	Grasas	Grasas saturadas
por ración	108 kcal	3 g	21 g	4,9 g	3 g	0,5 g

COMIDA

Ensalada con rúcula, remolacha y nueces

INGREDIENTES

Para 1 ración:

70 g de rúcula picada
1 remolacha pequeña cocida
5 nueces en trozos
1 cda. de AOVE y vinagre de manzana al gusto
sal y especias al gusto

ELABORACIÓN

1. Incorpora todos los ingredientes en un bol y aliña con AOVE, vinagre de manzana, sal y especias al gusto. Mezcla suavemente y sirve.

Información nutricional	Energía	Proteína	Hidratos de carbono	Azúcares	Grasas	Grasas saturadas
por ración	246 kcal	8 g	13,6 g	0,3 g	18 g	2 g

COMIDA

Alcachofas en conserva rehogadas con jamón

INGREDIENTES

Para 1 ración:

150 g de alcachofas en conserva
30 g de jamón cocido o ibérico cortado en trozos pequeños
1 ramita de perejil fresco (opcional)
AOVE, sal y pimienta al gusto

ELABORACIÓN

1. Escurre las alcachofas y sécalas suavemente con papel de cocina para eliminar el exceso de agua. Si son muy grandes, córtalas por la mitad o en cuartos.
2. Calienta el AOVE en una sartén a fuego medio. Añade los trocitos de jamón y rehoga durante 1-2 minutos.
3. Incorpora las alcachofas y cocina durante 5 minutos, removiendo con cuidado para que no se deshagan.
4. Prueba y rectifica de sal y pimienta al gusto.
5. Decora con perejil fresco (opcional).

Información nutricional	Energía	Proteína	Hidratos de carbono	Azúcares	Grasas	Grasas saturadas
por ración	202 kcal	13 g	16,1 g	1,4 g	11 g	2,1 g

COMIDA

Carne picada con verduras y acelgas rehogadas

INGREDIENTES

Para 1 ración:

150 g de carne picada
1 zanahoria
2 cdas. de tomate frito
100 g de acelgas
AOVE, sal y especias al gusto

ELABORACIÓN

1. Lava y ralla la zanahoria. Lava y trocea las acelgas (hojas y tallos por separado).
2. Sofríe 2 minutos los tallos en 1 cucharada de AOVE, añade las hojas y cocina 3-5 minutos. Reserva.
3. En otra sartén, sofríe la carne picada, añade la zanahoria; cocina 3-5 minutos. Agrega el tomate frito, sal y especias al gusto, mezcla y cocina 2 minutos más.
4. Sirve la carne con los vegetales y acompaña con las acelgas rehogadas.

Información nutricional	Energía	Proteína	Hidratos de carbono	Azúcares	Grasas	Grasas saturadas
por ración	412 kcal	29,3 g	22,5 g	0 g	21,2 g	6,9 g

Ensalada con pollo y boniato

INGREDIENTES

Para 1 ración:

150 g de boniato
50 g rúcula
tomates cherri al gusto
30 g de queso feta (o fresco)
½ calabacín a la plancha
180 g de pechuga de pollo plancha

Vinagreta:

zumo de ½ limón
1 cda. de AOVE
romero, pimienta y orégano
AOVE

ELABORACIÓN

1. Pela y corta el boniato en cubos.
2. Añádelo en un bol con las especias y un chorrito de aceite de oliva virgen extra y remueve bien.
3. Mételos en la airfryer (yo tengo la de @cocuisinebymarta) a 180 °C durante 18 minutos aproximadamente (o en la bandeja del horno a 180 °C durante 25 minutos).
4. Corta el filete de pollo en trozos, condiméntalo con tus especias favoritas, calienta una sartén a fuego medio-alto y agrega un poco de AOVE. Cocínalo durante unos 4-5 minutos por cada lado o hasta que esté bien cocido y dorado por fuera.
5. Lava el calabacín y córtalo en rodajas finas. Calienta una parrilla o sartén a fuego medio-alto y rocía con un poco de AOVE, cocina las rodajas durante unos 2-3 minutos por cada lado hasta que estén tiernas y ligeramente doradas.
6. Para la vinagreta, exprime el jugo de medio limón, agrega la cucharada de AOVE, añade romero fresco picado, orégano y pimienta negra al gusto y mezcla bien todos los ingredientes.
7. Coloca la rúcula en un plato grande como base y añade encima el resto de los ingredientes.
8. Por último, rocía la vinagreta preparada sobre la ensalada.

Información nutricional	Energía	Proteína	Hidratos de carbono	Azúcares	Grasas	Grasas saturadas
por ración	569 kcal	50 g	41 g	17 g	X g	8 g

Bocaditos de calabacín

INGREDIENTES

Para 1 ración:

1 calabacín grande
2 lonchas de jamón cocido (o pavo, tofu ahumado)
2 lonchas de queso de cabra

ELABORACIÓN

1. Lava el calabacín y córtalo en 2 partes. Corta también la punta.
2. Corta el calabacín en láminas (no muy gruesas).
3. Sobre un papel de horno pon:
   - 1 lámina de calabacín
   - 1 loncha de jamón
   - 1 lámina de calabacín
   - 1 loncha de queso de cabra
   - 1 lámina de calabacín
   - 1 loncha de jamón
   - 1 lámina de calabacín
   - 1 loncha de queso de cabra.
4. Lleva al horno a 180 °C precalentando con calor arriba y abajo, durante 20 minutos o hasta que veas que esté hecho.

Información nutricional	Energía	Proteína	Hidratos de carbono	Azúcares	Grasas	Grasas saturadas
por ración	256 kcal	26 g	6 g	1 g	14 g	8 g

CENA

Boquerones con tomate, aguacate y huevo

INGREDIENTES

Para 1 ración:

200 g boquerones (pídelos limpios en la pescadería para hacerlos a la plancha)
⅓ de aguacate
1 tomate en láminas
1 huevo
sal, AOVE y especias al gusto

ELABORACIÓN

1. Calienta una sartén antiadherente a fuego medio, agrega un chorrito AOVE y cocina el huevo a la plancha.
2. Mientras tanto, en otra sartén antiadherente, agrega un poco más de AOVE y coloca los boquerones. Cocínalos a la plancha, dándoles la vuelta para que se cocinen uniformemente hasta que estén dorados por ambos lados.
3. Sirve los boquerones junto con el huevo a la plancha, las rodajas de tomate y el aguacate.
4. Espolvorea con sal y especias al gusto.

Información nutricional	Energía	Proteína	Hidratos de carbono	Azúcares	Grasas	Grasas saturadas
por ración	467 kcal	48 g	6 g	0 g	28 g	6 g

COMIDA

Ensalada con pechuga de pavo

INGREDIENTES

Para 1 ración:

150 g de pechuga de pavo
70 g de brotes verdes (espinacas, canónigos, rúcula o mix)
1 tomate
½ aguacate
vinagre de manzana
AOVE
sal y especias al gusto

ELABORACIÓN

1. Cocina la pechuga de pavo a la plancha con un chorrito de AOVE, sal y especias al gusto. Luego córtala en tiras o trozos pequeños.
2. Lava y corta el tomate en cubos.
3. Corta el aguacate en cubos.
4. En un bol, coloca los brotes verdes, el tomate, el aguacate y la pechuga de pavo.
5. Rocía con vinagre de manzana, un chorrito de AOVE, sal y especias al gusto.
6. Mezcla todos los ingredientes.

Información nutricional	Energía	Proteína	Hidratos de carbono	Azúcares	Grasas	Grasas saturadas
por ración	343 kcal	35 g	7 g	0 g	20 g	3 g

COMIDA

Lomo de cerdo a la plancha con pimientos rehogados

INGREDIENTES

Para 1 ración:

150 g de filetes de lomo de cerdo
150-200 g de pimientos (rojos/verdes/amarillos)
AOVE
sal y especias al gusto

ELABORACIÓN

1. Lava y corta los pimientos en tiras.
2. Calienta una sartén con un chorrito de AOVE a fuego medio.
3. Añade los pimientos cortados y rehógalos durante 8-10 minutos, removiendo ocasionalmente.
4. Añade sal al gusto y, si quieres, una pizca de pimentón para potenciar el sabor.
5. Mientras los pimientos se terminan de hacer, calienta otra sartén con un poco de AOVE a fuego medio-alto.
6. Cocina los filetes de lomo 2-3 minutos por lado (o hasta que estén bien dorados y cocidos por dentro).
7. Sirve los filetes de lomo a la plancha con los pimientos rehogados.

Información nutricional	Energía	Proteína	Hidratos de carbono	Azúcares	Grasas	Grasas saturadas
por ración	352 kcal	29 g	7 g	0 g	23 g	6 g

CENA

Muffins de queso

INGREDIENTES

Para 1 ración (2 muffins):

1 loncha de queso por muffin
1 huevo por muffin
tomate
sal y orégano

ELABORACIÓN

1. Cubre el molde de muffin con 1 loncha de queso.
2. Añade 1 huevo por cada muffin.
3. Añade el tomate a trocitos, sal y orégano.
4. Introduce al horno, previamente precalentado a 180 °C (con calor arriba o abajo) y hornea durante 20 minutos o hasta que veas que está hecho.

Información nutricional	Energía	Proteína	Hidratos de carbono	Azúcares	Grasas	Grasas saturadas
por ración	407 kcal	25 g	10 g	7 g	29 g	12 g

Rollitos de calabacín

INGREDIENTES

Para 2 raciones:

1 calabacín grande
200 g de caballa en aceite de oliva virgen extra
200 g de tomate frito
30-40 g de mozzarella rallada (opcional)
orégano, pimienta negra y sal

Opción veggie:

lentejas cocidas
queso vegano (opcional)

ELABORACIÓN

1. Corta el calabacín en láminas finas con un cuchillo o una mandolina. Colócalas entre papel de cocina.
2. Echa un chorrito de aceite de oliva a una sartén con el calabacín laminado (no amontonado), para que se ablande y dore un poco, y poder hacer los rollitos.
3. Para el relleno, mezcla la callaba con el tomate frito.
4. Ahora haz los rollitos de calabacín juntando 4 láminas y poniendo una o dos cucharadas del relleno en el centro de las láminas y enrollándolas.
5. En una fuente para horno, pon los rollitos de calabacín y añade por encima la mozzarella rallada, orégano y pimienta negra. (Si no le añades el queso, ya te lo puedes comer, pues todo está cocinado).
6. Si le has añadido el queso: llévalo al horno (con la función grill) a 200°C, precalentado con calor arriba y abajo durante unos 5-10 minutos. Vigila que no se queme.

Información nutricional	Energía	Proteína	Hidratos de carbono	Azúcares	Grasas	Grasas saturadas
por ración	359 kcal	23 g	8 g	0 g	26 g	6 g

Minipizzas de zanahoria

INGREDIENTES

Para 1-2 raciones:

Base:

2-3 zanahorias crudas grandes
2 huevos
especias al gusto: orégano, pimienta y sal

Por encima:

1 sobre de mozzarella de búfala
100 g de pavo
orégano

Opción veggie:

tomate triturado
mozzarella de búfala
albahaca

ELABORACIÓN

1. Ralla las zanahorias.
2. Añade los huevos y las especias y mezcla todo junto.
3. Con una cuchara, haz formas redondas sobre un papel de horno.
4. Llévalas al horno precalentado a 200 °C, con calor arriba y abajo, durante 15 minutos o hasta que estén un poco doraditas.
5. Saca del horno, añade por encima los ingredientes elegidos.
6. Vuelve a meterlas en el horno en función grill durante 10 minutos o hasta que el queso esté fundido.

Información nutricional	Energía	Proteína	Hidratos de carbono	Azúcares	Grasas	Grasas saturadas
por ración	324 kcal	31 g	10 g	10 g	17 g	7 g

Tortilla de patata

INGREDIENTES

Para 1 ración:

180 g de patatas
2 huevos
sal y especias al gusto (por ejemplo, perejil, pimentón dulce, etc.)
AOVE
100 g de atún al natural (o caballa, mejillones en conserva, etc.)

Opción veggie:

150 g de tofu o heura

ELABORACIÓN

1. Lava, pela y corta las patatas en rodajas o cubos y cocínalas en el microondas en un estuche de vapor con un chorrito de agua (unas 3 cucharadas) durante 5-7 minutos, hasta que estén blanditas.
2. Si no tienes un estuche para cocinar al vapor, puedes usar un plato hondo apto para microondas. Coloca las patatas cortadas en el plato, añade las 3 cucharadas de agua y cubre el plato con papel film o una tapa para microondas. Luego, cocínalas en el microondas durante 5-7 minutos, hasta que estén blandas y cocidas.
3. Otra opción es cocerlas en una olla durante 10-15 minutos.
4. Sazona las patatas con especias al gusto (por ejemplo, perejil o pimentón dulce).
5. En un bol, bate los huevos y mezcla con las patatas cocidas y sazonadas. Añade sal al gusto.
6. Vierte la mezcla en una sartén caliente con un poco de AOVE y cocina a fuego medio-bajo para asegurarte de que la tortilla se cocine de manera uniforme.
7. Utiliza un plato grande para voltear la tortilla con cuidado y cocinar el otro lado.
8. Acompaña con el atún escurrido o la proteína elegida.

Información nutricional	Energía	Proteína	Hidratos de carbono	Azúcares	Grasas	Grasas saturadas
por ración	474 kcal	41 g	28 g	2 g	21 g	6 g

Espaguetis de soja, atún, calabacín y zanahoria

INGREDIENTES

Para 1 ración:

80 g de espaguetis de soja (peso en crudo)
90 g de atún al natural
100 g de zanahoria
100 g de calabacín
1 puerro
sal y especias al gusto
AOVE

Opción veggie:
reemplaza el atún por 160 g de bocados de heura o tofu

Opción embarazo:
reemplazar atún por caballa en conserva

ELABORACIÓN

1. Lava y corta la zanahoria, el calabacín y el puerro en tiras finas.
2. En una sartén grande, calienta un poco de aceite de oliva virgen extra a fuego medio.
3. Cuando el aceite esté caliente, añade las tiras de zanahoria, el calabacín y el puerro. Saltea las verduras durante unos 5-7 minutos o hasta que estén tiernas. Agrega sal y especias al gusto durante el salteado.
4. Mientras las verduras se están salteando, cuece los espaguetis de soja según las instrucciones del paquete. Una vez cocidos, escúrrelos y reserva.
5. Cuando las verduras estén listas, viértelas en un bol junto con los espaguetis de soja cocidos y mézclalo todo. Por último, añade el atún escurrido e intégralo todo de manera que los ingredientes se distribuyan uniformemente.
6. Prueba y rectifica la sazón si es necesario.

Información nutricional	Energía	Proteína	Hidratos de carbono	Azúcares	Grasas	Grasas saturadas
por ración	306 kcal	36 g	11 g	1 g	12 g	2 g

LISTA DE LA COMPRA PÉRDIDA DE PESO	
	CANTIDAD
CEREALES	• 120 g de pan (de trigo sarraceno, espelta, etc.) • 80 g de espaguetis de soja o sarraceno o espelta (peso en crudo)
PATATA/BONIATO	• 150 g de boniato • 180 g de patata
VEGETALES	• 50 g de rúcula • 2 ½ calabacines + 100 g • 150-200 g de pimientos (rojos/verdes/amarillos) • 220 g de hojas verdes (rúcula, espinacas o mezclas) • 500 g de calabaza • 5 zanahorias + 100 g • 150 g de alcachofas en conserva • 40 g de guisantes • 100 g de acelgas • 1 remolacha pequeña cocida
FRUTAS	• 1 manzana • ½ limón (zumo) • 2 cajitas de tomates cherri + 3 tomates + 230 g de tomate frito • 1 ½ aguacate • 1 ración de fruta para cada desayuno (1 ración 120-150 g) • 1 pera
LÁCTEOS	• 4 yogures naturales (125 g cada uno) • 70 g de queso fresco • 4 lonchas de queso fresco de cabra • 30-40 g de mozzarella rallada • 1 sobre de mozzarella de búfala
SEMILLAS Y FRUTOS SECOS	• frutos secos (en raciones de 15-20 g) • 20 g de nueces + 5 nueces
SAL Y ESPECIAS	• canela en polvo, romero, sal, pimienta, orégano, sal, perejil fresco, pimentón dulce

LISTA DE LA COMPRA PÉRDIDA DE PESO	
	CANTIDAD
PROTEÍNAS	• 180 g de pechuga de pollo a la plancha • 1 lata de atún o caballa en conserva • 200 g de caballa en aceite de oliva • 100 g de atún enlatado al natural (o caballa en conserva; mejillones en conserva, etc.) • 90 g de atún al natural • 150 g de lomo de cerdo en filetes • 200 g de boquerones (pedir limpios en pescadería para hacer a la plancha) • 8 huevos • 150-200 g de merluza • 150 g de pechuga de pavo • 150-200 g de lubina • 150 g de carne picada
	• traseros de pollo (1-2 por persona) para hacerlo asado
EMBUTIDOS	• 2 lonchas de jamón cocido (o pavo) • 100 g de jamón cocido • 30 g de jamón cocido o ibérico • 100 g de pavo
OTROS	• aceite de oliva virgen • vinagre de manzana sin filtrar

LA LISTA DE COMPRA:

- **No** incluye las medias mañanas y meriendas ya que son opcionales.
- **No** incluye los desayunos opcionales.
- Los ingredientes incluidos corresponden a las recetas completas. Es decir, si la receta está diseñada para 3-4 raciones, se incluyen los ingredientes necesarios para prepararlas para un mismo número de comensales.

LISTA DE LA COMPRA MANTENIMIENTO

	CANTIDAD
CEREALES	• 120 g de pan (de trigo sarraceno, espelta, etc.) • 80 g de espaguetis de soja o sarraceno o espelta (peso en crudo)
PATATA/BONIATO	• 150 g de boniato • 480 g de patata
VEGETALES	• 50 g de rúcula • 2 ½ calabacín + 100 g • 150-200 g de pimientos (rojos/verdes/amarillos) • 220 g de hojas verdes (rúcula, espinacas o mezclas) • 500 g de calabaza • 5 zanahorias + 100g • 150 g de alcahofas en conserva • 40 g de guisantes • 100 g de acelgas • 1 remolacha pequeña cocida
FRUTAS	• 1 manzana • ½ limón (zumo) • 2 cajita de tomates cherri + 3 tomates + 230 g de tomate frito • 1 ½ aguacate • 1 ración de fruta para cada desayuno (1 ración 120-150 g) • 1 pera
LÁCTEOS	• 4 yogures naturales (125 g cada uno) • 70 g de queso fresco • 4 lonchas de queso fresco de cabra • 30-40 g de mozzarella rallada • 1 sobre de mozzarella de búfala
SEMILLAS Y FRUTOS SECOS	• frutos secos (en raciones de 15-20 g) • 20 g de nueces + 5 nueces
SAL Y ESPECIAS	• canela en polvo, romero, sal, pimienta, orégano, sal, perejil fresco, pimentón dulce

LISTA DE LA COMPRA MANTENIMIENTO	
	CANTIDAD
PROTEÍNAS	• 180 g de pechuga de pollo a la plancha • 1 lata de atún o caballa en conserva • 200 g de caballa en aceite de oliva • 100 g de atún enlatado al natural (o caballa en conserva; mejillones en conserva, etc.) • 90 g de atún al natural • 150 g de lomo de cerdo en filetes • 200 g de boquerones (pedir limpios en pescadería para plancha) • 8 huevos • 150-200 g de merluza • 150 g de pechuga de pavo • 150-200 g de lubina • 150 g de carne picada
	• traseros de pollo (1-2 por persona) para hacerlo asado
EMBUTIDOS	• 2 lonchas de jamón cocido (o pavo) • 100 g de jamón cocido • 30 g de jamón cocido o ibérico • 100 g de pavo
OTROS	• aceite de oliva virgen • vinagre de manzana sin filtrar

LA LISTA DE COMPRA:

- **No** incluye las medias mañanas y meriendas ya que son opcionales.
- **No** incluye los desayunos opcionales.
- Los ingredientes incluidos corresponden a las recetas completas. Es decir, si la receta está diseñada para 3-4 raciones, se incluyen los ingredientes necesarios para prepararlas para el mismo número de comensales.

Semana 5

MENÚ SEMANA 5 / PÉRDIDA DE PESO	
DESAYUNO	
LUNES	• Yogur con fruta y *anacardos* • Tostadas con jamón cocido y queso fresco (opcional)
MARTES	• Tostadas con aguacate y salmón ahumado • Fruta
MIÉRCOLES	• Yogur con fruta y frutos secos • Tostadas con tomate y pavo (opcional)
JUEVES	• Tostadas con tomate, queso fresco y atún o caballa en conserva • Fruta
VIERNES	• Yogur con fruta y frutos secos • Tostadas con tomate y jamón cocido (opcional)
COMIDA	
LUNES	• Merluza a la plancha con acelgas y zanahoria*
MARTES	• Ensalada con pavo, lombarda, **boniato y quinoa***
MIÉRCOLES	• Salmón a la plancha con *coliflor* rehogada*
JUEVES	• Solomillo de cerdo a la plancha con zanahorias horneadas*
VIERNES	• Ensalada de **garbanzos** tostados, **quinoa** y aguacate*
CENA	
LUNES	• Montadito con pan rápido*
MARTES	• Tortilla francesa de *champiñones* y queso*
MIÉRCOLES	• Alitas de pollo con acelgas rehogadas (u otra verdura)*
JUEVES	• Tortita proteica con tomate y aguacate* con 50g de jamón o pavo
VIERNES	• Tortilla de calabacín* con 1 lata de mejillones en conserva

* ver receta
En negrita los hidratos de carbono ricos en almidón
En cursiva los alimentos reintroducidos esta semana

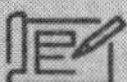

MENÚ SEMANA 5 / PÉRDIDA DE PESO

SÁBADO	DOMINGO
DESAYUNO	
• Tostadas con aguacate, jamón cocido y huevo a la plancha • Fruta	• Tostadas con queso fresco y pavo • Fruta
COMIDA	
• Hamburguesas de pavo con tomates y queso fresco*	• Ternera a la plancha con 1 cdta. de mostaza y judías verdes en conserva rehogadas
CENA	
• Zanahoria y calabacín rehogados con atún y queso fresco*	• Canelones de *puerro**

MEDIAS MAÑANAS Y MERIENDAS	
OPCIONALES	
• Infusiones antiinflamatorias (ver p. 85) • Caldo de verduras o de huesos • Matcha latte proteico* • Café proteico* • Aceitunas con jamón cocido o con queso fresco • Fruta y 15 g de frutos secos	• Tomates cherri con queso • Yogur natural con fruta • 10 g de chocolate negro > 85 % con 15 g de frutos secos • Fruta y 15 g de frutos secos • Fruta con 10 g de chocolate > 85 %
OPCIONES DE POSTRE	
Si tienes la necesidad de comer algo de postre, unas buenas opciones serían: • 1 fruta • un trocito de chocolate > 85 % • un puñadito de frutos secos. • infusión para deshincharse (p. 88)	Ten en cuenta que si tienes problemas digestivos, tomar fruta de postre puede hincharte la tripa o hacer que la digieras peor. En ese caso, mejor tómala en el desayuno o entre comidas.

* ver receta

MENÚ SEMANA 5 / MANTENIMIENTO	
DESAYUNO	
LUNES	• Yogur con fruta y *anacardos* • Tostadas con jamón cocido y queso fresco (opcional)
MARTES	• Tostadas con aguacate y salmón ahumado • Fruta
MIÉRCOLES	• Yogur con fruta y frutos secos • Tostadas con tomate y pavo (opcional)
JUEVES	• Tostadas con tomate, queso fresco y atún o caballa en conserva • Fruta
VIERNES	• Yogur con fruta y frutos secos • Tostadas con tomate y jamón cocido (opcional)
COMIDA	
LUNES	• Merluza a la plancha con acelgas y zanahoria*
MARTES	• Ensalada con pavo, lombarda, **boniato y quinoa***
MIÉRCOLES	• Salmón a la plancha con *coliflor* rehogada* y 150 g de **patatas** asadas
JUEVES	• Solomillo de cerdo a la plancha con zanahorias horneadas*
VIERNES	• Ensalada de **garbanzos** tostados, **quinoa** y aguacate*
CENA	
LUNES	• Montadito con pan rápido*
MARTES	• Tortilla francesa de *champiñones* y queso*
MIÉRCOLES	• Alitas de pollo con acelgas rehogadas (u otra verdura)
JUEVES	• Tortita proteica con tomate y aguacate* con 50 g de jamón o pavo
VIERNES	• Tortilla de calabacín* con 1 lata de mejillones en conserva

* ver receta
En negrita los hidratos de carbono ricos en almidón
En cursiva los alimentos reintroducidos esta semana

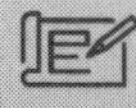

MENÚ SEMANA 5 / MANTENIMIENTO

SÁBADO	DOMINGO
DESAYUNO	
• Tostadas con aguacate, jamón cocido y huevo a la plancha • Fruta	• Tostadas con queso fresco y pavo • Fruta
COMIDA	
• Hamburguesas de pavo con tomates y queso fresco* y 150 g de **boniato*** asado	• Ternera a la plancha con 1 cdta. de mostaza y judías verdes en conserva rehogadas
CENA	
• Zanahoria y calabacín rehogados con atún y queso fresco*	• Canelones de *puerro**

MEDIAS MAÑANAS Y MERIENDAS	
OPCIONALES	
• Infusiones antiinflamatorias (ver p. 85) • Caldo de verduras o de huesos • Matcha latte proteico* • Café proteico* • Aceitunas con jamón cocido o con queso fresco • Fruta y 15 g de frutos secos	• Tomates cherri con queso • Yogur natural con fruta • 10 g de chocolate negro > 85 % con 15 g de frutos secos • Fruta y 15 g de frutos secos • Fruta con 10 g de chocolate > 85 %
OPCIONES DE POSTRE	
Si tienes la necesidad de comer algo de postre, unas buenas opciones serían: • 1 fruta • un trocito de chocolate > 85 % • un puñadito de frutos secos. • infusión para deshincharse (p. 88)	Ten en cuenta que si tienes problemas digestivos, tomar fruta de postre puede hincharte la tripa o hacer que la digieras peor. En ese caso, mejor tómala en el desayuno o entre comidas.

* ver receta
En negrita los hidratos de carbono ricos en almidón

Semana 5

Ahora que hemos llegado a la última semana del reto, nos toca incorporar nuevos alimentos a la dieta. Igual que en los casos anteriores, los que ya hemos introducido los podemos tomar con normalidad.

Ve introduciendo los siguientes alimentos uno a uno cada día (el menú te ayudará):

- anacardos
- champiñones
- coliflor
- garbanzos
- puerro

Verás que hay muchos alimentos en la lista de las páginas 163-164 que tampoco habremos añadido. De momento vamos a mantenerlo así.

RECETAS SEMANA 5

CENA

Alitas de pollo

INGREDIENTES

Para 1 ración:

5-6 alitas de pollo
especias al gusto (pimentón dulce, orégano, tomillo, romero)
sal y AOVE

ELABORACIÓN

1. En un bol, mezcla las alitas con las especias y un chorrito de AOVE, que queden bien cubiertas. Deja marinar 10 minutos para que se impregnen los sabores.
2. Precalienta la airfryer/horno a 180 ºC.
3. Colócalas en la canasta de la airfryer, procurando que no queden apiladas. Puedes cocinarlas en dos tandas durante 20-25 minutos, volteándolas a mitad de cocción para que se doren de manera uniforme. Ajusta el tiempo según el tamaño de las alitas y la potencia de tu airfryer. Una vez cocidas, retíralas y resérvalas.

Información nutricional	Energía	Proteína	Hidratos de carbono	Azúcares	Grasas	Grasas saturadas
por ración	302 kcal	36 g	0 g	0 g	14,6 g	3,1 g

Tortilla de calabacín

INGREDIENTES

Para 1 ración:

2 huevos
1 calabacín mediano
sal y AOVE

ELABORACIÓN

1. Lava el calabacín y córtalo en rodajas o tiras finas, según prefieras. Si lo prefieres más suave, puedes quitarle la piel, pero no es necesario.
2. Calienta una sartén antiadherente con un chorrito de AOVE a fuego medio. Añade el calabacín y añade una pizca de sal. Cocina durante unos 5-7 minutos, removiendo de vez en cuando, hasta que el calabacín esté tierno y haya soltado el agua.
3. Mientras el calabacín se cocina, bate los 2 huevos en un bol con un poco de sal.
4. Una vez que el calabacín esté cocido, agrégalo a los huevos batidos y mezcla bien para que se impregnen con el huevo.
5. Vierte un poco más de AOVE en la sartén y, a fuego medio-bajo, vierte la mezcla de calabacín y huevo. Cocina durante unos 3-4 minutos, hasta que veas que los bordes empiezan a cuajar.
6. Con la ayuda de una tapa o un plato grande, voltea la tortilla con cuidado y cocina durante otros 2-3 minutos, hasta que esté completamente cuajada en el centro.

Información nutricional	Energía	Proteína	Hidratos de carbono	Azúcares	Grasas	Grasas saturadas
por ración	225 kcal	15 g	11,7 g	0 g	14,3 g	0 g

Merluza a la plancha con acelgas y zanahoria

INGREDIENTES

Para 1 ración:

200 g de merluza (u otro pescado)
100 g de zanahoria
100 g de acelgas
sal y especias al gusto
AOVE

ELABORACIÓN

1. Lava, pela y corta las zanahorias en tiras.
2. Lava bien las acelgas y córtalas en trozos grandes.
3. Precalienta el horno a 180 °C.
4. Coloca las zanahorias y las acelgas en una bandeja para horno. Rocíalas con un poco de AOVE y especias al gusto.
5. Mezcla bien para que se impregnen.
6. Hornea las verduras durante unos 20 minutos o hasta que estén tiernas y ligeramente doradas.
7. Calienta una sartén antiadherente a fuego medio-alto y añade un chorrito de AOVE.
8. Sazona el filete de merluza con sal y especias al gusto.
9. Cocina la merluza a la plancha durante 3-4 minutos por cada lado o hasta que se dore y esté cocida por dentro (dependiendo del grosor del filete).
10. Sirve todo junto.

Información nutricional	Energía	Proteína	Hidratos de carbono	Azúcares	Grasas	Grasas saturadas
por ración	360 kcal	38 g	10 g	0 g	18 g	3 g

Salmón a la plancha con coliflor rehogada

INGREDIENTES

Para 1 ración:
150 g de salmón
200 g de coliflor
sal y especias al gusto
1 cda. de AOVE

ELABORACIÓN

1. Sazona el salmón con sal y las especias de tu elección (pueden ser pimienta, hierbas provenzales, etc.).
2. Calienta una sartén antiadherente a fuego medio-alto.
3. Añade 1 cucharadita de AOVE y coloca el salmón en la sartén. Cocina durante 3-4 minutos.
4. Dale la vuelta y cocina otros 3-4 minutos o hasta que esté hecho a tu gusto. El tiempo de cocción puede variar según el grosor del filete.
5. Lava y corta la coliflor en floretes pequeños.
6. Cocínala en agua hirviendo con sal durante unos 4-5 minutos o hasta que esté tierna pero no deshecha. Escurre bien.
7. En otra sartén, calienta 1 cucharadita de AOVE a fuego medio.
8. Añade la coliflor y saltea con especias al gusto durante unos minutos hasta que empiece a dorarse.
9. Sirve el salmón a la plancha junto con la coliflor rehogada.

Información nutricional	Energía	Proteína	Hidratos de carbono	Azúcares	Grasas	Grasas saturadas
por ración	396 kcal	35 g	5 g	4 g	25 g	6 g

Montadito con pan rápido

INGREDIENTES

Para 1 ración:

Ingredientes para el pan:

50 g de harina sarraceno (u otra)
50 ml de yogur natural
2 g de levadura (opcional)
sal al gusto

Relleno:

1 tomate, en rodajas o triturado
1 cdta. de AOVE
2 lonchas de queso fresco de cabra
1 loncha de jamón o pavo

Opción embarazo:

jamón cocido

Opción veggie:

60 g de tofu en láminas o revuelto con pimentón dulce

ELABORACIÓN

1. Mezcla todos los ingredientes del pan en un bol previamente engrasado con un poco de aceite.
2. Mételo al microondas durante 2 minutos a 800 w.
3. Ábrelo en dos mitades y mételo en la tostadora hasta que dore un poquito.
4. Añade el relleno y listo.

Información nutricional	Energía	Proteína	Hidratos de carbono	Azúcares	Grasas	Grasas saturadas
por ración	505 kcal	28 g	40 g	3 g	27 g	12 g

Ensalada con pavo, lombarda, boniato y quinoa

INGREDIENTES

Para 1 ración:

150 g de filete de pavo troceado
especias (pimentón dulce, orégano, comino, tomillo, romero)
100 g de lombarda
50 g de boniato (peso en crudo)
30 g de quinoa (peso en crudo)
AOVE

ELABORACIÓN

1. Enjuaga la quinoa con agua fría para quitarle el sabor amargo. Luego, cocínala siguiendo las instrucciones del paquete. Normalmente se cuece 1 parte de quinoa por 2 partes de agua durante unos 15 minutos o hasta que esté tierna y el agua se haya absorbido por completo. Reserva.
2. Precalienta el horno a 180 °C, lava y corta la lombarda en tiras finas.
3. Lava y pela el boniato y córtalo en palitos.
4. En una bandeja para horno, distribuye los palitos de boniato y, al lado, la lombarda. Rocía la lombarda con un chorrito de AOVE y una pizca de sal y hornéalo todo unos 30-40 minutos aproximadamente. Revisa de vez en cuando y retira los boniatos y la lombarda cuando estén tiernos y ligeramente dorados.
5. Mientras tanto, en un bol, sazona los trozos de pavo con las especias. Ajusta las cantidades según tus preferencias.
6. En una sartén grande, calienta un poco de aceite de oliva a fuego medio. Agrega los trozos de pavo sazonados y cocínalos hasta que estén dorados por todos lados y cocidos por completo. Esto generalmente tomará alrededor de 8-10 minutos, dependiendo del tamaño de los trozos de pavo. Retira el pavo cocido de la sartén y reserva.
7. Sirve todo junto en un plato hondo.

Información nutricional	Energía	Proteína	Hidratos de carbono	Azúcares	Grasas	Grasas saturadas
por ración	450 kcal	35 g	47 g	18 g	17 g	3 g

Tortilla francesa de champiñones y queso

INGREDIENTES

Para 1 ración:
2 huevos
2 lonchas de queso fresco
100 g de champiñones
sal y especias al gusto
AOVE

ELABORACIÓN

1. Lava los champiñones y córtalos en láminas finas.
2. Calienta una sartén a fuego medio con un chorrito de AOVE.
3. Añade los champiñones a la sartén caliente y saltea durante 5-7 minutos o hasta que estén dorados y tiernos.
4. Sazónalos con sal y especias al gusto. Remueve bien y reserva.
5. Casca los huevos en un bol y bátelos bien con un tenedor o un batidor. Sazona con sal y especias al gusto.
6. Calienta una sartén a fuego medio con un chorrito de AOVE.
7. Vierte los huevos batidos en la sartén caliente y cocina sin mover durante 1-2 minutos, hasta que los bordes comiencen a cuajar.
8. Dale la vuelta a la tortilla y coloca las lonchas de queso sobre una mitad mientras todavía esté un poco líquida. Distribuye los champiñones salteados sobre el queso.
9. Dobla la tortilla por la mitad, cubriendo el queso y los champiñones. Presiona ligeramente para que se adhiera bien.
10. Cocina durante 1-2 minutos más o hasta que el queso se derrita y el huevo esté completamente cocido.
11. Retira la tortilla de la sartén y sirve caliente.

Información nutricional	Energía	Proteína	Hidratos de carbono	Azúcares	Grasas	Grasas saturadas
por ración	496 kcal	30 g	6 g	6 g	38 g	13 g

COMIDA

Solomillo de cerdo a la plancha con zanahorias horneadas

INGREDIENTES

Para 1 ración:

150 g de solomillo de cerdo cortado en filetes
200 g de zanahoria
sal y pimienta al gusto
AOVE

ELABORACIÓN

1. Precalienta el horno a 200 °C.
2. Lava, pela y corta la zanahoria en tiras.
3. Coloca la zanahoria con sal y AOVE al gusto en una bandeja de horno forrada con papel de hornear.
4. Hornea durante 20-25 minutos que esté tierna y dorada.
5. Calienta una sartén a fuego fuerte con AOVE.
6. Sazona los filetes de solomillo de cerdo con sal y pimienta por ambos lados.
7. Cocina los filetes durante 6 min, dándoles la vuelta cada 2 minutos.
8. Sirve todo junto.

Información nutricional	Energía	Proteína	Hidratos de carbono	Azúcares	Grasas	Grasas saturadas
por ración	435 kcal	33 g	14 g	14 g	26 g	6 g

CENA

Tortita proteica con tomate y aguacate

INGREDIENTES

Para 1-2 raciones:

100 g de queso fresco
3 huevos
AOVE

Relleno para 1 ración:

1/3 de aguacate
1/2 tomate cortado en rodajas

ELABORACIÓN

1. Mezcla los ingredientes con una batidora de mano.
2. Añade la mezcla a una sartén, previamente engrasada con AOVE, y cocínala vuelta y vuelta.
3. Añade el relleno.

Información nutricional	Energía	Proteína	Hidratos de carbono	Azúcares	Grasas	Grasas saturadas
por ración	599 kcal	40 g	6 g	2 g	46 g	20 g

Ensalada de garbanzos tostados, quinoa y aguacate

INGREDIENTES

Para 1 ración:

60 g de garbanzos en conserva
especias: pimentón dulce y sal al gusto
50 g de quinoa (peso en crudo)
½ aguacate
90 g de espinacas (u otra verdura)
cilantro al gusto
AOVE
vinagre de manzana sin filtrar, limón o lima

ELABORACIÓN

1. Precalienta el horno a 200 °C o ajusta tu airfryer a la misma temperatura.
2. Escurre y enjuaga bien los garbanzos en conserva. Sécalos bien con papel cocina.
3. En un bol, mezcla los garbanzos con un poco de AOVE, pimentón dulce y sal al gusto. Asegúrate de que queden bien cubiertos con las especias y el aceite.
4. Colócalos en una bandeja para hornear en una sola capa o en la canasta de la airfryer.
5. Hornea durante unos 20-25 minutos en el horno o 15-20 minutos en la airfryer, removiendo a mitad de tiempo, hasta que estén dorados y crujientes.
6. Lava bien la quinoa con agua fría.
7. En una olla, agrega la quinoa y el doble de agua (aproximadamente 120 ml).
8. Lleva a ebullición, reduce el fuego a bajo y cocina tapado durante unos 15 minutos o hasta que la quinoa haya absorbido toda el agua y esté tierna. Deja reposar 5 minutos y luego esponja con un tenedor.
9. Corta el aguacate por la mitad, retira el hueso y corta la pulpa en rodajas o cubos.
10. Lava y seca bien las espinacas.
11. Pica el cilantro fresco al gusto.
12. Sirve todos los ingredientes en un bol.
13. Rocía con AOVE, vinagre de manzana sin filtrar o limón y sal al gusto.

Información nutricional	Energía	Proteína	Hidratos de carbono	Azúcares	Grasas	Grasas saturadas
por ración	420 kcal	20 g	44 g	4 g	24 g	4 g

Hamburguesas de pavo con tomates y queso fresco

INGREDIENTES

Para 1 ración:

200 g de carne picada de pavo
especias: perejil y jengibre
150 g de tomate fresco
30 g de queso fresco
sal y orégano
AOVE

ELABORACIÓN

1. En un tazón grande, mezcla la pechuga de pavo picada, las especias y forma 2 hamburguesas con las manos. Puedes agregar otras especias o hierbas según tus preferencias.
2. Calienta una sartén a fuego medio con AOVE.
3. Cocina las hamburguesas en la sartén caliente, aproximadamente 4-5 minutos por cada lado o hasta que estén bien cocidas y doradas por fuera.
4. Corta el tomate y desmenuza el queso fresco encima y aliña con sal, orégano y AOVE. (Si lo prefieres, puedes hacer el tomate a la plancha).
5. Sírvelo todo junto.

Información nutricional	Energía	Proteína	Hidratos de carbono	Azúcares	Grasas	Grasas saturadas
por ración	420 kcal	51 g	6 g	6 g	21 g	8 g

CENA

Zanahoria y calabacín rehogados con atún y queso fresco

INGREDIENTES

Para 1 ración:

1 calabacín grande
2-3 zanahorias
120 g de atún al natural o en escabeche (o caballa en conserva)
30 g de queso fresco
orégano
AOVE

Opción embarazo:
caballa en conserva

ELABORACIÓN

1. Pela y corta el calabacín y la zanahoria en juliana.
2. Pon un chorrito de AOVE en una sartén y añade la zanahoria cortada. Tapa la sartén y deja pochar unos 10 minutos. Reserva. Después haz lo mismo con el calabacín.
3. Integra la zanahoria con el calabacín en la sartén y remueve unos segundos. Deja enfriar.
4. En un plato añade el atún, el queso fresco con orégano y las verduras. Intégralo todo.

Información nutricional	Energía	Proteína	Hidratos de carbono	Azúcares	Grasas	Grasas saturadas
por ración	363 kcal	40 g	10 g	10 g	17 g	7 g

CENA

Canelones de puerro

INGREDIENTES

Para 2 raciones:

2 puerros
1 zanahoria
1 aguacate
200 g de pechuga de pollo o pavo a la plancha
100 ml de salsa de tomate
1 cucharada de AOVE
sal

Opción vegetariana:
200 g de tofu rallado

ELABORACIÓN

1. Hierve los puerros y vacíalos, separa la capa que los envuelve de la pulpa.
2. Reserva la pulpa en un bol y añade la zanahoria troceada, el aguacate aplastado y el pollo a la plancha troceado. Mezcla todo bien y añade AOVE y sal.
3. Introduce el relleno en la envoltura del puerro sobre una cama de tomate.

Información nutricional	Energía	Proteína	Hidratos de carbono	Azúcares	Grasas	Grasas saturadas
por ración	280 kcal	25 g	7 g	7 g	16 g	X g

LISTA DE LA COMPRA PÉRDIDA DE PESO	
	CANTIDAD
CEREALES	• 160 g de pan (de trigo sarraceno, espelta, etc.) • 50 g de harina sarraceno (u otra) • 80 g de quinoa (peso en crudo)
PATATA/BONIATO /LEGUMBRES	• 50 g de boniato • 60 g de garbanzos en conserva
VEGETALES	• 300 g de zanahorias + 4 zanahorias • 100 g de acelgas • 200 g de acelgas (u otra verdura) • 100 g de lombarda • 100 g de champiñones • 200 g de coliflor • 90 g de espinacas (u otra verdura) • 2 calabacines grandes • 200 g de judías verdes en conserva • 2 puerros
FRUTAS	• una ración de fruta para cada desayuno (1 ración 120-150 g) • 3 tomates + 150 g de tomates + 100 ml de salsa de tomate • 3 aguacates • 1 limón/lima
LÁCTEOS	• 3 yogures naturales (125 g cada uno) + 50 ml de yogur natural • 4 lonchas de queso fresco de cabra • 260 g de queso fresco
SEMILLAS Y FRUTOS SECOS	• frutos secos (en raciones de 15-20 g) • 20 g de anacardos
SAL Y ESPECIAS	• pimentón dulce, orégano, comino, tomillo, romero, cilantro fresco, perejil fresco, jengibre en polvo

LISTA DE LA COMPRA PÉRDIDA DE PESO

	CANTIDAD
PROTEÍNAS	• 200 g de merluza (u otro pescado) • 50-60 g de salmón ahumado • 150 g de filete de pavo troceado • 8 huevos • 150 g de salmón • 5-6 alitas de pollo • 1 lata de atún en aceite de oliva o caballa en conserva • 120 g de atún natural o en escabeche (o caballa en conserva) • 150 g de solomillo de cerdo • 1 lata de mejillones en conserva • 200 g de carne molida de pavo • 150-200 g de ternera • 200 g de pechuga de pollo o pavo
EMBUTIDOS	• 1 loncha de jamón o pavo • 50 g de jamón o pavo • 50 g de jamón cocido • 50 g de pavo
OTROS	• aceite de oliva virgen extra • levadura • caldo de verduras o de huesos • vinagre de manzana sin filtrar • mostaza de Dijon

LA LISTA DE COMPRA

- **No** incluye las medias mañanas y meriendas ya que son opcionales.
- **No** incluye los desayunos opcionales.
- Los ingredientes incluidos corresponden a las recetas completas. Es decir, si la receta está diseñada para 3-4 raciones, se incluyen los ingredientes necesarios para prepararlas para el mismo número de comensales.

LISTA DE LA COMPRA MANTENIMIENTO	
	CANTIDAD
CEREALES	• 160 g de pan (de trigo sarraceno, espelta, etc.) • 50 g de harina sarraceno (u otra) • 80 g de quinoa (peso en crudo)
PATATA/BONIATO /LEGUMBRES	• 200 g de boniato • 150 g de patatas • 60 g de garbanzos en conserva
VEGETALES	• 300 g de zanahorias + 4 zanahorias • 100 g de acelgas • 200 g de acelgas (u otra verdura) • 100 g de lombarda • 100 g de champiñones • 200 g de coliflor • 90 g de espinacas (u otra verdura) • 2 calabacines grandes • 200 g de judías verdes en conserva • 2 puerros
FRUTAS	• 1 ración de fruta para cada desayuno (1 ración 120-150 g) • 3 tomates + 150 g de tomates + 100 ml de salsa de tomate • 3 aguacates • 1 limón/lima
LÁCTEOS	• 3 yogures naturales (125 g cada uno) + 50ml de yogur natural • 4 lonchas de queso fresco de cabra • 260 g de queso fresco
SEMILLAS Y FRUTOS SECOS	• frutos secos (en raciones de 15-20 g) • 20 g de anacardos
SAL Y ESPECIAS	• pimentón dulce, orégano, comino, tomillo, romero, cilantro fresco, perejil fresco, jengibre en polvo

LISTA DE LA COMPRA MANTENIMIENTO	
	CANTIDAD
PROTEÍNAS	• 200 g de merluza (u otro pescado) • 50-60 g de salmón ahumado • 150 g de filete de pavo troceado • 8 huevos • 150 g de salmón • 5-6 alitas de pollo • 1 lata de atún en aceite de oliva o caballa en conserva • 120 g de atún natural o en escabeche (o caballa en conserva) • 150 g de solomillo de cerdo • 1 lata de mejillones en conserva • 200 g de carne molida de pavo • 150-200 g de ternera • 200 g de pechuga de pollo o pavo
EMBUTIDOS	• 1 loncha de jamón o pavo • 50 g de jamón o pavo • 50 g de jamón cocido • 50 g de pavo
OTROS	• aceite de oliva virgen extra • polvo de hornear • caldo de verduras o de huesos • vinagre de manzana sin filtrar • mostaza de Dijon

LA LISTA DE COMPRA:

- **No** incluye las medias mañanas y meriendas ya que son opcionales.
- **No** incluye los desayunos opcionales.
- Los ingredientes incluidos corresponden a las recetas completas. Es decir, si la receta está diseñada para 3-4 raciones, se incluyen los ingredientes necesarios para prepararlas para el mismo número de comensales.

¿Cómo te encuentras?

¿HAS AGUANTADO AL MENOS 4 h ENTRE COMIDAS?				
□ 1	□ 2	□ 3	□ 4	□ 5
¿HAS PASADO HAMBRE?				
□ 1	□ 2	□ 3	□ 4	□ 5
¿HAS TENIDO ANTOJOS DURANTE EL DÍA?				
□ 1	□ 2	□ 3	□ 4	□ 5
¿HAS TENIDO MÁS ENERGÍA?				
□ 1	□ 2	□ 3	□ 4	□ 5
RESUMEN DE CÓMO TE HAS ENCONTRADO HOY				
□ :D	□ :)	□ :p	□ :(	

* Contesta del 1 al 5 teniendo en cuenta que 1 es el valor más bajo y 5 el más alto.

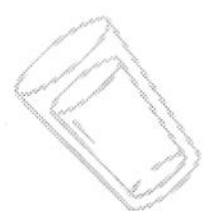

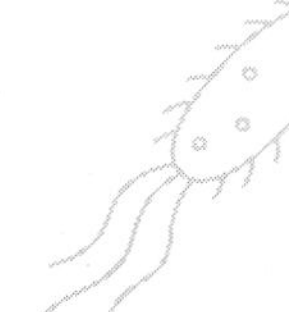

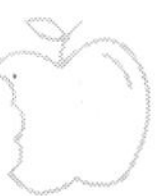

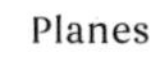

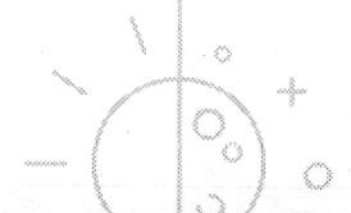

CAPÍTULO 11

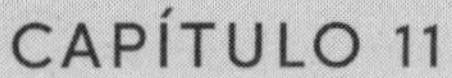

El ayuno intermitente

Si ya has puesto en marcha el reto de 5 semanas y lo has seguido durante al menos 10 días, ya has superado lo más difícil. Ahora, si quieres, puedes empezar a probar los beneficios del ayuno intermitente.

El ayuno, como su propio nombre indica, consiste en pasar un número continuado de horas sin comer y, después, comer con normalidad durante las horas restantes del día.

Por lo general, se suelen hacer entre 2 y 3 ingestas en las que se consume el total de calorías recomendadas según tus necesidades y rutina de ejercicio.

Es importante que tengas en cuenta que el objetivo del ayuno intermitente no es bajar de peso; de hecho, se puede comer lo mismo, pero reduciendo la cantidad de ingestas diarias (es decir, repartir los alimentos que de normal comes repartidos 5 veces al día en solo 3, por ejemplo). Lo que de verdad buscamos con este hábito es potenciar el descanso digestivo, es decir, la función de autolimpieza intestinal.

BENEFICIOS

Algunos de los beneficios generales que proporciona el ayuno intermitente incluyen:

- menos necesidad de comer dulce
- menos antojos
- estar más en sintonía con las señales de hambre y de la saciedad
- más energía
- digestión tranquila y eficiente
- menor sensación de hinchazón o distensión abdominal
- mejora de la inflamación
- autofagia, refuerza el sistema inmune
- mejora la sensibilidad a la insulina
- ayuda a paliar enfermedades neurodegenerativas
- reduce los triglicéridos en sangre
- retiene la masa muscular en la pérdida de peso
- reduce los marcadores de inflamación
- aumenta el metabolismo
- mejora el humor y la depresión
- disminuye la ansiedad
- limpieza periódica intestinal de restos de comida y bacterias

OBJETIVO PRINCIPAL

La autofagia o regeneración celular se consigue con **ayunos prolongados** de al menos 48 horas.

Existen protocolos de ayuno de 24, 36, 48 o incluso 72 horas, pero estas prácticas no son para todo el mundo. En estos casos, es importante consultar con tu profesional de confianza para que te indique si a ti te vendría bien hacerlo, cuál de ellos y cómo hacerlo de forma segura y sana.

Esto no quiere decir que con un ayuno intermitente de menos horas no vayas a obtener beneficios.

Como te comentaba al principio, el objetivo principal del ayuno intermitente es dar un margen de tiempo para que nuestro cuerpo lleve a cabo una **autolimpieza intestinal**.

Esta consiste en unos movimientos que se producen en nuestro intestino delgado (llamados «complejo motor migratorio») y que nos ayudarán a deshacernos de las bacterias y de los restos de alimentos de la digestión anterior. Es decir, actúan como un camión de la basura que se activa cada vez que acabamos de comer y nos ayuda a limpiar el tubo digestivo de lo que haya quedado de las ingestas anteriores.

Para completar este proceso de limpieza, se necesitan entre **4 y 5 horas de ayuno entre comidas**, **y activarlo** nos ayudará a **aliviar los gases, la hinchazón abdominal, la inflamación y mejorar el estreñimiento**.

Tipos de ayuno

Existen diferentes tipos de ayuno, el ayuno intermitente (los más conocidos son el 12/12 y el 16/8) y los ayunos largos o prolongados que duran 24, 48, 72 horas o más.

Nosotros nos vamos a centrar en estos dos tipos de ayuno intermitente: 12/12 y 16/8. Son los más sencillos de incluir en tu estilo de vida y pueden realizarse a diario o varias veces a la semana.

Recuerda que **ayunar más no significa que sea mejor, y que tampoco se trata de comer menos, sino lo mismo pero distribuido de manera diferente**. Si ayunar te provoca más estrés o lo haces obligado, es mejor que no lo hagas.

AYUNO DE 12 HORAS

Es el ayuno nocturno, el que considero más interesante de aplicar a diario porque no supone mucho esfuerzo y es el más fisiológico.

Por ejemplo, es tan sencillo como cenar entre las 20:00-21:00 h y desayunar a las 8:00-9:00h de la mañana, como mínimo.

Teniendo esto en cuenta, lo único que tienes que hacer es ajustar tus horarios de comidas como te sea más conveniente, **retrasa el desayuno o cena más temprano**.

¿Lo mejor de todo? Que este ayuno es adecuado, recomendable y beneficioso para todo el mundo.

AYUNO DE 16 HORAS

Consiste en realizar 16 horas de ayuno y hacer las ingestas durante las 8 horas restantes del día.

- **Opción 1**: ideal para los que no tienen hambre al despertar.
  - Ejemplo: 21.00 h – 13.00 h
- **Opción 2**: ideal para los que no tienen hambre por la noche o les cuesta cenar. Para esta opción puedes hacer desayuno, comida y merienda y no cenar.
  - Ejemplo: 16.00 h – 08.00 h

¿Me faltarán nutrientes y energía si ayuno?

Si comes bien durante las horas de ingesta, no deberían faltarte nutrientes, ya que vas a redistribuir tus necesidades energéticas y de nutrientes en las comidas que realizas al día.

Por ejemplo, si normalmente haces **4 comidas al día** (desayuno, comida, merienda y cena), y ahora **pasas a solo hacer 3** (desayuno, comida y cena), puedes incorporar la cantidad de alimentos de la merienda en cualquiera de esas 3 comidas, de manera que estarías comiendo lo mismo pero distribuido en menos ingestas.

En el caso de que **necesites bajar peso**, solo tendrías que eliminar la merienda sin redistribuir ninguna comida.

ALIMENTOS QUE NO ROMPEN EL AYUNO

- agua
- agua de mar
- bebida probiótica como el kéfir de agua o kombucha
- 1 taza de caldo de huesos o de verduras
- infusiones (todas)
- té (todos) verde o matcha, etc.*
- café solo o con ½ cdta. de aceite de coco y canela**

* Cualquier tipo de té o infusión (sin azúcar y sin edulcorantes)

** No se puede añadir al café bebida vegetal ni leche

Cómo romper el ayuno

El ayuno siempre hay que romperlo con **comida real, poco procesada y saciante**. Para ello, seguiremos la misma premisa que cuando hablamos del desayuno (ve a la p. 104).

En resumen, para evitar que la glucosa se desregule, deberías incluir en la primera comida del día proteínas y grasas de calidad, además de una porción de hidratos de carbono buenos.

Qué puede ocurrir al principio

Al principio, como el cuerpo no está acostumbrado a pasar tantas horas sin ingerir ningún alimento, puedes experimentar uno o varios de los siguientes síntomas:

- dolor de cabeza
- hambre
- nerviosismo
- irritación

Es importante señalar que suelen ser temporales y su intensidad puede variar de una persona a otra. Además, a medida que el cuerpo se acostumbra a utilizar las reservas de energía almacenadas, estos síntomas tienden a disminuir.

Para que esto no ocurra o el malestar sea lo más leve posible, es importante que repongas electrolitos (p. 153). También es importante que introduzcas el ayuno poco a poco para que el cuerpo se vaya adaptando sin cambios bruscos si no estás acostumbrado a pasar tantas horas sin comer.

Quién debe abstenerse

El ayuno intermitente de más de 12 horas no se recomienda en los siguientes casos:

- personas con hipoglucemias
- insuficiencia renal
- embarazadas
- lactancia
- niños
- personas que padecen trastornos de alimentación

Es importante recalcar que **el ayuno no causa anorexia ni una percepción corporal distorsionada**. Este es un trastorno psiquiátrico por el que las personas que lo padecen perciben su cuerpo con sobrepeso, lo que las lleva a ayunar.

Entrenamiento en ayunas

Entrenar en ayunas puede ser una estrategia útil si tu **objetivo es la pérdida de grasa corporal (mejora la flexibilidad metabólica y la resistencia a la insulina, especialmente en personas con sobrepeso y obesidad)**, ya que **mejora la flexibilidad metabólica**. **¿Y esto qué quiere decir? Que nuestro organismo favorece el uso de las reservas de grasa como fuente de energía al combinarlo con entrenamientos de intensidad moderada**.

Para ello, debemos entrenar al 70-80 por ciento de nuestra frecuencia cardiaca máxima.

Esta se calcula a través de la siguiente fórmula:

- (220 - edad en hombres)
- (226 - edad en mujer)

Por ejemplo, si una **mujer de 40 años** quiere **quemar grasa** durante la práctica del ejercicio físico, su frecuencia cardiaca máxima será **226-40 = 186**.

Una vez sabemos esto, calculamos los porcentajes, y así sabríamos que **durante el ejercicio debe tener una frecuencia cardiaca de entre 130** (70 por ciento) **y 149** (80 por ciento) para conseguir nuestro objetivo.

¿Nunca has entrenado en ayunas?

Lo ideal es que vayas introduciendo el ejercicio poco a poco.
Para evitar que te notes sin energía al empezar a entrenar en ayunas, te recomiendo que antes te tomes un caldo de huesos, pollo o verduras (u otro tipo de bebida que no rompa el ayuno, las tienes en la p. 116) y que luego pruebes a hacer ejercicio durante 20 minutos para ir acostumbrándote.

¿Cuál es la mejor hora para hacer ejercicio?*

Siempre es la que mejor te venga.
Lo que sí te aconsejo es que, a ser posible, lo hagas con el estómago vacío, es decir, que hayan pasado un mínimo de 2-4 horas desde la última comida.

¿Y si mi objetivo es la ganancia muscular y no perder peso?

- **Ayuno de 12 horas**
Puedes realizar el entrenamiento de fuerza a la hora que te sea más conveniente (en ayunas o después de comer). Si entrenas en ayunas, procura que tu primera comida **postentrenamiento** lleve alguna fuente de hidratos de carbono y proteína (por ejemplo, una tostada de huevo y queso).

- **Ayuno de 16 horas**
Lo ideal es que hagas el **ejercicio de fuerza intenso después de comer.**
En función del margen de tiempo que tengas antes del entrenamiento, puedes tomar:

    - **30 min-1 hora**: consume alguna fuente de proteína e hidratos de carbono de rápida absorción (ejemplo: yogur con una fruta).
    - **+ 2 horas**: haz una comida completa en la que se incluyan fuentes de proteína, grasa e hidratos de carbono complejos.

* El resto de la tarde puedes tomar caldo de verduras, caldo de pollo, infusiones, agua de mar con limón exprimido, agua con gas.

El ayuno de 12 o 16 horas no afectará de forma negativa a tu ganancia muscular. Sin embargo, un ayuno prolongado (de más de 3 días) sí podría ser contraproducente, porque cuanta menos grasa tengas, más músculo pierdes. Por eso no recomiendo ayunos prolongados salvo que sean terapéuticos bajo seguimiento de un especialista.

Impacto en la salud de la mujer

El impacto del ayuno en la salud de las mujeres puede variar según diversos factores, como la duración del ayuno, la salud general de la persona y su situación hormonal.

- **Ciclo menstrual y hormonas:** algunas mujeres pueden experimentar una **mejora de los síntomas del síndrome premenstrual por sus efectos antiifnlamatorios y del hiperandrogenismo**, puesto que el ayuno ayuda a equilibrar los niveles de insulina.
- **Menopausia:** puede ayudar a distribuir mejor la grasa corporal, a mejorar la sensibilidad a la insulina y a reducir sofocos y sudores nocturnos.

EJEMPLO AYUNO 12 Y 16 HORAS

Recomendaciones básicas para la introducción al ayuno intermitente

12 horas

- seguir la alimentación base
- hábito de aplicación diaria
- entre la cena y el desayuno hay un descanso de 12 horas

16 horas

- Opción 1
  - saltarse el desayuno
  - avanzar la hora de la comida
  - avanzar la hora de la cena
- Opción 2
  - realizar un desayuno y almuerzo completo
  - saltarse la cena

* Adapta el ejercicio según conveniencia

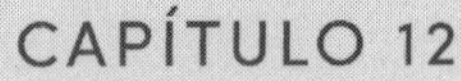

CAPÍTULO 12

Lectura de etiquetas

Cómo leer las etiquetas

LEE LA ETIQUETA

Fíjate en el número de ingredientes del producto, en qué orden aparecen (están ordenados de mayor a menor cantidad) y qué tipo de azúcares, edulcorantes, aceites y aditivos contienen, además de qué cantidad de sal tiene.

MIRA LA TABLA NUTRICIONAL

Aquí verás en qué proporción se encuentran los distintos nutrientes en el producto según la cantidad que consumas.

NO TE DEJES ENGAÑAR

sin gluten no significa sano
sin azúcar no significa sano
sin edulcorantes no significa sano
bajo en grasas no significa sano
0% no significa sano

Algo que debes tener en cuenta a la hora de hacer la compra es que no debes fiarte de los mensajes llamativos de la etiqueta o envase del producto. A veces son engañosos, por eso es tan importante comprobar siempre los ingredientes y la tabla nutricional.

Por ejemplo...

- ¿Sabías que normalmente los alimentos sin azúcar sí llevan edulcorantes?
- ¿Sabías que los alimentos que no llevan grasas sí llevan azúcar?
- ¿Sabías que los alimentos sin gluten pueden tener azúcar, edulcorantes, aceites hidrogenados...?

Aditivos

CÓDIGO	CATEGORÍA
E1xx	colorantes
E2xx	conservantes
E3xx	antioxidantes
E4xx	emulgentes, estabilizantes, espesantes y gelificantes
E5xx	agentes antiaglomerantes, ácidos, bases y sales
E620 a E635	potenciadores de sabor
E901 a E904	agentes de recubrimiento
E950 a E967	edulcorantes

ADITIVOS COMUNES EN LOS ALIMENTOS QUE NO PRODUCEN EFECTOS SECUNDARIOS

- ácido ascórbico E300
- ácido cítrico E330
- goma guar E412
- goma xantana E415
- goma arábiga E414
- goma tara E417
- goma gellan E418
- lecitinas E322

Los aditivos alimentarios son sustancias químicas que se añaden a muchos de los productos de alimentación y bebidas que consumes cada día con el objetivo de modificar una o varias de sus características (color, sabor, textura, aroma, etc.), aunque también pueden mejorar el proceso de elaboración y aumentar el tiempo de conservación del producto.

Todos los **aditivos son seguros**, pero esto no quita que algunos de ellos puedan causar efectos secundarios si se toman con frecuencia (como es el caso de los nitritos) o que algunos como el esterato de sorbitán puedan afectar a personas con intolerancia a la fructosa o sorbitol. Además, algunos de ellos pueden causar o agravar problemas digestivos a medio-largo plazo sin que nos demos cuenta.

ADITIVOS QUE HAY QUE EVITAR (aquí te dejo los más comunes que podemos encontrarnos en las etiquetas)

1. Carragenatos, carragenano y carragenina (E407)

No recomendados en niños y mujeres embarazadas. Los estudios en animales demuestran que provocan úlceras en el intestino grueso y micropérdidas de sangre en la orina. Además, según la doctora Joanne K. Tobacman, «hay suficiente evidencia sobre varios efectos de la carragenina que causan cáncer».

Lo encontramos en los siguientes alimentos: refrescos, cervezas, yogures, natillas, chocolate a la taza, leche condensada, leche vegetal, algunos quesos, palitos de cangrejo (surimi), conservas de pescado, patés, jamón, pechuga de pavo, yogures de proteína, chopped, salchichas...

2. Tartracina (E102)

Es un colorante artificial azoico. Causa hiperactividad en niños a dosis bajas. Además, actúa como un liberador de histamina, lo que puede aumentar los síntomas del asma, producir eczemas, urticaria e insomnio.

Otros colorantes con los que se suele mezclar son: amarillo Ocaso E110, azul brillante E133 o verde E142.

Se utiliza en dulces, caramelos, flanes, natillas, helados, bollería, pan, harinas, mariscos en lata, cereales de desayuno, salsas, zumos, refrescos, mayonesas, etc. En España, es el sustituto del azafrán que le da ese color amarillo característico a la paella.

Restricciones legales:

- permitido en Europa, Estados Unidos, Canadá y Latinoamérica
- permitido con restricciones en Austria, Alemania y Suiza
- prohibido en Noruega

En Europa, desde su revisión en el año 2009, es obligatorio incluir en el etiquetado el siguiente aviso: «Puede tener efectos negativos sobre la actividad y atención de los niños».

3. Glutamato monosódico (E620-E625)

Se trata de un potenciador del sabor. En dosis bajas, es potencialmente excitotóxico y neurotóxico, puede provocar reacciones alérgicas, prurito y ataques de asma.

Se encuentra en patatas fritas, sopas en polvo, pastillas de caldo, nachos, snacks, salsa de soja, aceitunas, encurtidos, patés, quesos untables, pizzas, embutidos, salchichas, sushi, surimi, productos dietéticos.

4. Los polisorbatos (E432 - E436)

Pueden provocar inflamación intestinal y un desequilibrio en la microbiota. Están presentes en productos lácteos aromatizados, leche de coco, helados, suplementos alimenticios, chicles, pasteles, caldos y sopas, salsas.

5. Benzoatos (E210-E213)

Se sospecha que promueve la hiperactividad en los niños, solo o en combinación con colorantes azoicos.

En dosis bajas podría causar asma, urticaria o reacciones alérgicas. En personas con alergia al ácido salicílico, puede provocar intolerancia.

Está prohibido su uso en comidas para animales porque incluso en bajas dosis podría ser letal en perros y gatos.

Alimentos: aceitunas, mermeladas light, frutas confitadas, bebidas aromatizadas, cervezas sin alcohol, salsas, chicles, condimentos, sopas preparadas.

Últimamente muchas marcas de refrescos han cambiado este conservante o lo han rebajado a límites seguros.

6. Fosfatos (E450, E543, E341)

Pueden provocar problemas digestivos e hiperactividad si se consumen en grandes cantidades.

Alimentos: chicles, refrescos, bebidas isotónicas, café soluble, nata montada, marisco pelado, lácteos, salsas, salchichas, sucedáneos de cangrejo, patés, etc.

7. Nitritos (E249, E250, E251, E252)

Parte de los nitratos que ingerimos se pueden transformar en nitritos por reducción bacteriana, tanto en la saliva como en el estómago, dando lugar a la formación de nitrosaminas, unas sustancias con efecto cancerígeno.

Si, además, tienes problemas digestivos, es posible que estos aditivos aumenten la inflamación gastrointestinal.

Alimentos: salchicha, mortadela, jamón, pavo, carnes muy procesadas, algunos quesos, etc.

8. Cloruro cálcico (E509)

En dosis bajas provoca problemas digestivos. En grandes cantidades, provoca vómitos, diarreas, úlceras intestinales y hemorragias. Debido a su alta toxicidad, en la producción de quesos la proporción no debe exceder del 0,02 por ciento de la cantidad total de leche utilizada. El problema en este caso sería el efecto acumulativo.

Alimentos: quesos, cuajadas, productos lácteos, patatas, alimentos procesados, productos precocinados, verduras en conserva, frutas enlatadas, bebidas alcohólicas, levadura.

Sal

Según la OMS, lo ideal es no consumir más de 5 g de sal al día (el equivalente sería 1 cucharadita de café o 2 g de sodio), incluida la que aportan los propios alimentos.

Al leer la etiqueta de un producto, nos tenemos que fijar en el contenido de sal. Un producto tendrá:

- mucha sal: igual o > 1,25 g por cada 100 g
- poca sal: 0,25-1,25 g por cada 100 g.

En algunos casos la etiqueta nos da el valor del contenido de sodio en vez del contenido de sal. Para saber en cuánta sal se traduce, tendremos que calcular lo siguiente: cantidad de sodio x 2,5 = g de sal.

TIPOS DE SAL MÁS COMUNES

Sal común o de mesa

Es la más habitual. Antes de comercializarse, se refina y se le añaden antiaglomerantes para que no se compacte. Tras este proceso, tiene un contenido de cloruro de sodio casi en un cien por cien. Es la que se vende como sal fina o gruesa.

Sal marina

Es la que se obtiene al evaporar el agua del mar y que no se somete a un proceso de refinado, por eso no debe confundirse con la sal común. A no ser que lo ponga en la etiqueta, esta sal no está yodada. El yodo que tiene está presente de manera natural y en poca cantidad.

Sal yodada

Se trata de sal común o de mesa a la que se agrega yodo en forma de yodato de sodio.

Como suele ser refinada, puedes mezclar sal marina (sin refinar) con sal yodada para obtener más minerales al incluirla en tu dieta.

Tanto desde la Organización Mundial de la Salud como desde el Ministerio de Sanidad y la Sociedad Española de Endocrinología y Nutrición, se recomienda su uso preferente y a toda la población con el fin de prevenir afecciones de la tiroides. En especial, a aquellas personas que vivan en regiones con suelos y agua pobres en yodo o que su consumo de productos de origen marino (pescado, marisco, algas) sea bajo.

El déficit de yodo está relacionado con el hipotiroidismo, el bocio y una alteración de la función mental en adultos, en el feto y en niños (salvo menores de dos años). También es un agente antioxidante y nos protege de infecciones bacterianas y virales.

Otras fuentes de yodo: pescado, marisco, lácteos.

No se recomienda el consumo de sal yodada en personas con hipertiroidismo.

Azúcar

LECTURA DE ETIQUETAS

EJEMPLO COLACAO

Ingredientes: **azúcar**, cacao desgrasado natural (22%), crema de cereal kola-malteado [harina de trigo, extracto de malta de cebada, aroma natural (extracto de nuez de cola)], sales minerales (calcio, fósforo), aromas, sal

Tabla nutricional	saturadas	hidratos de carbono	de los cuales azúcares	fibra alimentaria	proteínas
	2,4g	20g	**19g**	1,1g	7,1g

Para saber exactamente cuánto azúcar proviene del cacao y cuánto es azúcar libre, lo ideal es ver la etiqueta del cacao puro y así poder comparar un producto con azúcar y otro similar sin azúcar añadido.

LA TRAMPA DEL ETIQUETADO «CERO»

Cuando un producto dice que es «cero», todo el mundo lo asocia a que no tiene azúcar.

Sin embargo, lo que significa es que no tiene azúcar añadido, pero sí tiene azúcar libre procedente de la fruta triturada.

EJEMPLO

Ingredientes: melocotón (puede contener huesos), extracto concentrado de frutas (algarroba, manzana), gelificante: pectina de cítricos, corrector de acidez: ácido cítrico, antioxidante: ácido ascórbico)

Tabla nutricional	de las cuales saturadas	hidratos de carbono	de los cuales azúcares
	0g	42g	**42g**

Para saber si un producto tiene o no azúcar añadido, lo primero es asegurarnos de que en la lista de ingredientes no aparezcan azúcares añadidos en ninguna de sus variantes.

Si no aparecen, quiere decir que el azúcar que ves en la tabla nutricional proviene del que está presente de forma natural en el propio alimento (por ejemplo, en el caso del yogur sería la lactosa, el azúcar propio de la leche). De hecho, un yogur no suele tener más de 5 g de azúcar natural.

EJEMPLO
CHOCOLATE NEGRO 85% HACENDADO

Ingredientes: pasta de cacao, azúcar, manteca de cacao, cacao desgrasado en polvo, emulgente (lecitina de soja) y aroma.
Tabla nutricional: 14 g de azúcar por cada 100 g de producto es una cantidad muy aceptable.

Teniendo en cuenta que la cantidad recomendada diaria de chocolate son unos 10-15 g, el azúcar consumido serían unos 2 g. Si eliges un chocolate del 90 %, la cantidad de azúcar sería la mitad.

LA TRAMPA DEL CHOCOLATE «PURO»

Esta es sin duda una de las trampas más comunes del marketing.

Cuando compramos este tipo de productos, creemos que se trata de chocolate sin azúcar. Sin embargo, que sea «puro» solo quiere decir que no lleva leche, pero sí azúcar. Lo podemos comprobar leyendo los ingredientes y la tabla nutricional.

Edulcorantes

¿CÓMO IDENTIFICARLOS?

- eritritol E968
- xilitol E967
- manitol E421
- sorbitol E420
- lacitol E966
- maltitol E965
- steviol (estevia) E960
- aspartamo E-951
- sacarina E 954
- sucralosa E-955
- neotamo E-961
- acesulfame K E-950
- ciclamato E-952
- advantamo E-969

Casi todos son E-900. Excepto el manitol y el sorbitol, que son E-400. Muchos polioles o alcoholes acaban en -ol .

EDULCORANTES CALÓRICOS: POLIOLES

Se absorben en el intestino delgado de forma incompleta, provocando menos picos de glucosa en la sangre que el azúcar común.

Por eso son más aptos para diabéticos y para personas con resistencia a la insulina.

Pueden provocar:

- hinchazón
- diarreas
- gases
- dolor...

Esto ocurre porque los restos no absorbidos los fermentan las cientos de bacterias en el intestino grueso. Si la fermentación es excesiva, puede provocar síntomas digestivos.

Según la legislación, es obligatorio incluir la advertencia: «Un consumo excesivo puede tener efectos laxantes» cuando el contenido de polialcoholes supere el 10 % de la composición total del producto.

Un nuevo estudio realizado en 120 adultos sanos, a los que administraron sucralosa, sacarina, estevia y aspartamo durante 2 semanas, concluye que tanto la sucralosa como la sacarina alteran la glucosa a pesar de ser acalóricos porque alteran la microbiota intestinal. Los otros dos, estevia y aspartamo, alteran la microbiota oral e intestinal, si bien la estevia natural altera la microbiota de manera positiva.

EDULCORANTES: ¿MEJORES OPCIONES?

El eritritol E968 se absorbe casi un 90 por ciento en el intestino delgado y no causa tantos problemas digestivos.

De la estevia puedes usar la planta fresca, seca o en polvo (en este último caso debes vigilar con el resto de los ingredientes que pueda contener: fructosa, lactosa, maltodextrina...).

Ya hemos visto el anterior ejemplo: chocolate con edulcorantes. Si miramos la tabla nutricional, leemos lo siguiente: «de los cuales polialcoholes: 14 g». No siempre indican la cantidad de edulcorantes en la tabla nutricional (en este caso sí).

Realmente la cantidad nos importa poco: siempre que se pueda, es mejor evitarlos.

En el caso del chocolate, la mejor opción es escoger uno de más del 85 % sin edulcorantes.

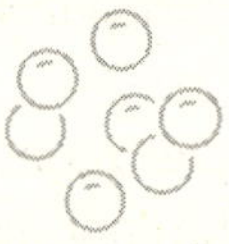

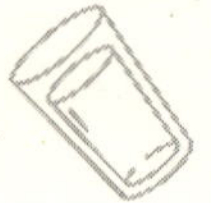

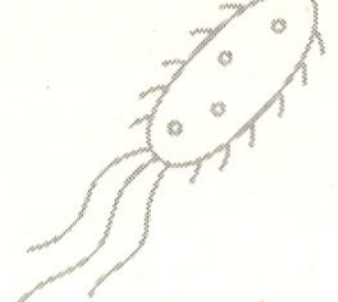

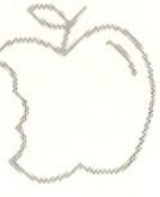

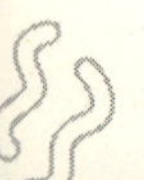

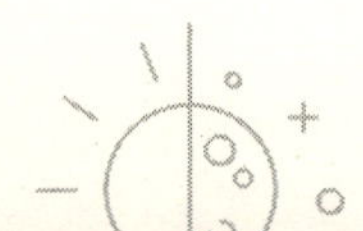

Aceites y aliños

¿QUÉ ACEITES NO SE DEBEN CALENTAR?

- aceite de lino
- oliva (no virgen)
- soja
- sésamo
- girasol
- maíz
- aguacate
- semillas de calabaza
- colza

Son muy sensibles a altas temperaturas y por eso no se pueden utilizar para cocinar, ni en sus versiones refinadas ni en las no refinadas o alto oleico. Sin embargo, sí se pueden utilizar en sus versiones no refinadas en frío para aliñar verduras, por ejemplo.

El punto de humo es la temperatura a la que empieza a humear el aceite. En teoría, cuanto más alto sea este, indicaría que se trata de un aceite más estable.

Se suponía que los aceites refinados eran más resistentes para cocinar porque tenían un punto de humo más alto. Sin embargo, hoy en día sabemos que el punto de humo no es un buen indicador para saber si un aceite es bueno o no para cocinar.

Esto sucede porque el proceso de refinado elimina las sustancias que reducen el punto de humo y por eso es más alto.

Pero los aceites refinados también están desprovistos de los antioxidantes naturales que protegen los ácidos grasos. Además, durante el refinado, se aplican altas temperaturas que pueden estimular la oxidación lipídica y formar una serie de compuestos que pueden ser perjudiciales para la salud humana.

En realidad, lo que determina mayoritariamente el punto de humo de un aceite es el contenido en ácidos grasos libres (están por debajo del 1 por ciento de la composición total).

Esto significa que cuando el aceite alcanza el punto de humo, una pequeña parte se evapora, pero no es un indicativo del deterioro de la grasa.

CONSEJO

Añadir antioxidantes en forma de especias puede ser una buena forma de reducir la formación de acrilamidas, por ejemplo, durante una fritura. En concreto, el extracto de romero es eficaz para ello.

Huevos

Como sabes, la calidad del huevo va a depender de la calidad de vida que haya llevado la gallina, por esto, en la medida de lo posible prioriza comprarlos ecológicos o camperos (los que empiezan por el número 0 o 1) porque los que empiezan por 2 y 3 se refieren a las gallinas que se han criado en suelo y jaula, que no tienen acceso al exterior ni posibilidad de moverse, están bajo luz artificial las 24 horas del día y las han alimentado con piensos con aditivos y colorantes artificiales que hacen que la yema sea de un color más intenso.

Aquí te detallo un poco mejor los diferentes tipos de producción de huevos:

- **0:** producción ecológica. Las gallinas viven al aire libre y se alimentan con pienso ecológico.
- **1:** camperas. Igual que las de producción ecológica, pueden salir al exterior a picotear y escarbar la tierra, pero la diferencia es que el pienso en el que basan su alimentación no es ecológico.
- **2:** en suelo. Las gallinas están libres en el suelo, pero en el interior de una nave y sin salir al exterior. Cuentan con una iluminación artificial 24 horas.
- **3:** gallinas criadas en jaulas. Es el sistema de crianza más habitual en España debido a su bajo coste de producción. Permite una recogida fácil de los huevos que evita que se ensucien con estiércol. La crianza se desarrolla de un modo poco natural dado el escaso espacio para el movimiento de los animales y la iluminación artificial 24 horas.

EJEMPLO DE NÚMERACIÓN: 3 ES 64 010 496

- **Primer número: sistema de producción**
  - 0 huevos de producción ecológica
  - 1 huevos de gallinas camperas
  - 2 huevos de gallinas criadas en el suelo*
  - 3 huevos de gallinas criadas en jaulas*

* Los números 2 y 3 tienen iluminación artificial las 24 horas. Recuerda que la vitamina D es imprescindible para calcificar y se obtiene a través de la luz solar, a la que las enjauladas no tienen acceso.

- **El estado de la UE**
  - Si la granja de producción está en España, verás ES
- **La granja**
  - El código que identifica la granja en el municipio
- **El municipio**
- **La provincia**

Carne

Todos sabemos que los alimentos que elegimos influyen en nuestra salud y también en el medio ambiente.

Por ello, el consumo o no de carne es un tema polémico porque se piensa que los productos de origen animal perjudican el medio ambiente, pero en realidad no se trata de la carne en sí, sino de la forma de producción.

El problema y lo que de verdad daña el medio ambiente es la ganadería intensiva. Se han abaratado mucho los costes de la cadena producción de carne a base de encerrar a los animales en jaulas en las que tienen poco o nada de espacio para moverse, alimentarlos con piensos baratos con una cantidad elevada de agroquímicos —que vienen de muy lejos, además— para que engorden rápido y, cuando crecen lo suficiente, se los sacrifica para comerlos.

Sin embargo, los animales que provienen de la ganadería extensiva se alimentan de su dieta auténtica (de pasto o forraje) y, además, practican la transhumancia (cambian la zona de pastoreo según la estación). Por eso, una gestión ganadera adecuada contribuye a una mayor captura de carbono, a la regeneración de la capa de suelo fértil y también reduce el riesgo de incendios.

Ni toda la carne eco es de pasto. Ni toda la carne de pasto es eco.

Diferencias entre la carne de pasto y la carne ecológica:

CARNE DE PASTO	CARNE ECOLÓGICA
Proviene de animales criados que consumen su dieta auténtica: forraje, heno y hierba. Pero ese alimento no tiene por qué ser orgánico.	Proviene de animales que han consumido hierba, forraje y cierta cantidad de piensos o cereales de cultivo ecológico. Se garantiza que los animales no han sido tratados con hormonas ni antibióticos.
También existe la carne de pasto ecológica.	

Además, entre los beneficios de consumir carne de pasto frente a la alimentación con pienso, encontramos que la composición de grasas es diferente y que la de pasto cuenta con una mayor cantidad de hierro y vitamina B12 en comparación con la industrial.

BENEFICIOS DE LA CARNE DE PASTO

- menor grasa total
- ácidos grasos saturados:
  - C18:0 (ácido esteárico) ↑
  - C14:0 y C16:0 (mirístico y palmítico), asociado con el aumento del colesterol LDL ↓
- mayor cantidad de **Omega3** (EPA, DHA, ácido alfa-linolénico)
- más **CLA** (ácido linoleico conjugado)
- mayor cantidad de **betacarotenos** y **vitamina E**
- más enzimas antioxidantes: **glutation**

TIPOS DE CARNE QUE PODEMOS ENCONTRAR

- **Carne:** pollo, pavo, conejo, carne roja (carne picada), carne de cerdo.
- **Carne procesada:** jamón ibérico (pata de jamón), lacón ibérico (para de lacón), jamón cocido de calidad, pavo de calidad, lomo ibérico, cecina, chorizo.

- **Carne ultraprocesada (fiambres):** jamón serrano o paleta de cerdo blanco, pavo, salchichas, lomo embuchado, mortadela, salami, hamburguesas, chorizo. **Los fiambres** son carnes de peor calidad mezcladas con grasas de mala calidad, féculas, aditivos innecesarios como los nitritos, colorantes y restos de animal. Son los que más afectan al colesterol.

¿QUÉ TIPO DE CARNE COMER?

- Carne de pasto (y si es ecológica, mejor aún).
- Evita las ultraprocesadas (salchichas, salami, chóped, mortadela...), llevan carne de mala calidad junto con un sinfín de aditivos potencialmente problemáticos.
- Cuando comas carne roja, que sea de animales alimentados con pasto y combina siempre su consumo con vegetales y especias para reducir sus potenciales efectos negativos.
- Lo ideal sería buscar un proveedor de carne de pasto y/o ecológica en tu zona (prioriza la proximidad) y evitar los animales criados de manera intensiva. Así mejorarás tu salud y ayudarás al medioambiente.
- No te agobies, si tu bolsillo no te permite comprar este tipo de carne, reduce un poco su consumo y limítate a incluirla en tu dieta un día a la semana.

ANTIBIÓTICOS

Recientes investigaciones analizaron 142 productos de pollo. En el caso de España, se encontraron microorganismos patógenos como Campylobacter, Listeria o E.coli resistentes a los antibióticos en el 71 por ciento de los productos analizados.

El estudio tiene sus limitaciones porque la cantidad de la muestra era pequeña y los análisis se han realizado en «un laboratorio reputado e independiente de Alemania», pero no se indica en cuál ni cómo se han llevado a cabo.

La presencia de estas bacterias suele ser habitual tanto en la carne de pollo como en el resto de las aves de corral, por ello se insiste tanto en que no se coman crudas ni poco cocinadas porque podría ser arriesgado para la salud.

Hace años que se controla el uso de antibióticos en ganadería en la Unión Europea y, según la Autoridad Europea de Seguridad Alimentaria (la EFSA), los residuos de medicamentos veterinarios en animales y alimentos de origen animal siguen disminuyendo. De hecho, actualmente registran la cifra más baja de los últimos doce años.

Para que nos entendamos: el antibiótico no llega a la carne porque hay que dejar un tiempo prudencial desde que el animal lo toma hasta que se sacrifica.

Sin embargo, esto no quita que sí existan bacterias resistentes a los fármacos en la carne, y he aquí el problema.

Según la OMS, la resistencia a los antimicrobianos (no solo a los antibióticos, sino también a los antivíricos, antifúngicos y antiparasitarios) surge cuando estos organismos cambian a lo largo del tiempo y dejan de ser vulnerables a los medicamentos. En consecuencia, es más difícil tratar las infecciones que estos provocan y aumenta el riesgo de propagación de enfermedades, de aparición de variantes graves y de muerte. «Los antibióticos y otros medicamentos antimicrobianos se vuelven ineficaces, por lo que las infecciones son cada vez más difíciles o imposibles de tratar».

¿QUÉ PODEMOS HACER PARA EVITAR LOS PROBLEMAS CAUSADOS POR ESTAS BACTERIAS?

- Si es posible, compra carne ecológica libre de antibióticos.
- Cocina bien los alimentos, ya que las temperaturas elevadas aniquilan las bacterias, incluso las resistentes.
- Extrema la higiene: limpia correctamente las manos y superficies, mantén el orden de los alimentos crudos y cocinados dentro de la nevera y refrigéralos de forma adecuada.
- No laves nunca el pollo antes de cocinarlo.

Pollo

TIPOS DE POLLO

Pollo de corral

«Pollo de corral» es una denominación genérica que engloba todas las especies con independencia de su sistema de producción.

Por eso, si compras pollo de corral, no tendrás ninguna información sobre el origen, cría, alimentación y bienestar del animal.

El color tampoco indica nada, porque tanto puede deberse a que lo han alimentado con maíz o a que han añadido colorantes (naturales o artificiales) a su alimentación.

No es más natural por ser más amarillo.

Pollo convencional (también llamado industrial)

Proviene de gallineros iluminados con luz artificial durante 18 horas al día. Suelen criar a 16 pollos cada metro cuadrado y son aves de crecimiento rápido. Suelen tener una media de vida de **42 días**.

Pollo campero

Normal:
Crían 12-13 pollos por metro cuadrado y suelen alcanzar los **56 días** de vida.

Criado en libertad:
Son parecidos a los ecológicos, pero sin normativa de descanso, medicalización preventiva, uso de grano transgénico, etc.

Su crecimiento es más lento, de unos **81 días**.

Campero tradicional:
Cada ave se cría en 2 metros cuadrados. También son de crecimiento lento (**81 días**).

Pollo ecológico

Los alimentan a base de pienso ecológico y maíz no transgénico, es decir, alimentos no tratados con sustancias químicas, pesticidas, fertilizantes, aditivos ni antibióticos.

Su media de vida es de **81-120 días o más**.

ETIQUETAS

En algunas etiquetas indican el tipo de cría y los días de crecimiento.

Cuando en la etiqueta no indica el tipo de cría ni los días de crecimiento, es que son pollos convencionales o industriales.

Embutidos

Ahora te voy a dar 5 trucos para comprar jamón de calidad sin que te engañen. Para empezar, no te fíes de los embutidos que te venden al corte en las carnicerías, lo mejor es que siempre preguntes por los ingredientes del producto.

Lo primero que debes tener en cuenta es que hay aditivos que es mejor evitar a la hora de comprar jamones:

1. Evita los nitritos (a veces aparecen como «nitrito sódico» o «E249-E252»). Son unos aditivos que pueden aumentar la inflamación intestinal y que, además, se los considera potenciales cancerígenos.
2. El E407 carragenanos es otro de los aditivos que evitar porque pueden causar inflamación intestinal.
3. Todos los fosfatos E451 (como el trifosfato sódico) en grandes dosis pueden provocar problemas digestivos e hiperactividad.
4. Hay muchos jamones que, aunque tengan un alto porcentaje de carne, también llevan añadidos todos los aditivos que es mejor que evitemos, así que no te fíes.
5. No te preocupes si ves azúcar en los ingredientes porque normalmente está presente en una cantidad muy muy pequeña (menor a 1 g por cada 100 g). Actúa como conservante y no hay ni que tenerlo en cuenta.

Por ejemplo, en la etiqueta del jamón cocido extra de El Pozo, vemos los siguientes ingredientes:

Jamón cocido extra. Ingredientes: jamón de cerdo (85 %), agua, sal, dextrosa de maíz, aromas, estabilizantes (**E407**, E450 y E-420), antioxidantes (E301 y E331), conservador (**E250**). Contiene trazas de **proteína de leche** y **soja**.

Los mismos aditivos que se encuentran en la pechuga de pavo.

Pechuga de pavo. Ingredientes: pechuga de pavo (70 %), agua, sal, aromas, estabilizantes (E450, **E407**), antioxidantes (E316 y E331), conservador (**E250**).

Aquí te muestro ejemplos de etiquetas de jamón y pavo con buenos ingredientes.

Pechuga de pavo ecológica: pechuga de pavo * (91%), agua, sal marina, azúcar*, especias* y antioxidante (ácido ascórbico). Puede contener trazas de soja.

Tabla nutricional	grasas	de las cuales saturadas	hidratos de carbono	de las cuales azúcares	proteínas	sal
	1,7 g	0,6 g	0,6 g	0,2 g	21 g	1,1 g

Jamón cocido extra ecológico: jamón de cerdo* (85 %), agua, sal marina, azúcar*, especias* y antioxidante (ácido ascórbico).

* Ingredientes de producción ecológica. Puede contener trazas de soja

Tabla nutricional	grasas	de las cuales saturadas	hidratos de carbono	de las cuales azúcares	proteínas	sal
	1,1 g	0,3 g	0,9 g	0,7 g	17 g	1,4 g

Pescado

El pescado es una de las proteínas de mejor calidad que podemos consumir: contiene omega-3, vitaminas A, D, E y B y minerales como hierro, fósforo, yodo, selenio y zinc. Pero la realidad es que el mar está muy contaminado, especialmente por mercurio. De hecho, los organismos oficiales como la EFSA (Autoridad Europea de Seguridad Alimentaria) han reducido los valores de ingesta semanal tolerable de mercurio y metilmercurio, y también debemos tener en cuenta el efecto cóctel con otros metales pesados (como el cadmio, el plomo o el arsénico) presentes a su vez en el pescado.

Por eso, para la población general se aconseja consumir al menos 3-4 raciones de pescado por semana, de las cuales:

- 1-2 entre pescado blanco y marisco
- 2-3 raciones de pescado azul

Consejos para tomar el mejor pescado:

1. **Prioriza el pescado azul pequeño** como las sardinas, anchoas, boquerones, caballa o jurel.
2. **Evita los pescados grandes** o déjalos para ocasiones especiales porque son las especies más contaminadas: pez espada/emperador, atún rojo (Thunnus thynnus), tiburón (tintoreta, cazón, marrajo, mielga, pintarroja) y lucio.

3. **Para población vulnerable, las recomendaciones son más estrictas.** Según la AESAN (Agencia Española de Seguridad Alimentaria y Nutrición):

   › A las mujeres embarazadas, que planeen estarlo o se encuentren en período de lactancia y niños de hasta 10 años se les recomienda que eviten el consumo de las especies más contaminadas.
   › Para niños entre 10 y 14 años lo mejor es limitar el consumo de esas cuatro especies a 120 g al mes.

4. **Cuidado con las latas de atún**, bonito, caballa o melva. Cuanto mayor tamaño tenga el pescado, más cantidad de mercurio. De estos, la melva es el de menor tamaño, ya que llega a pesar 1,5 kg, y la caballa, 2 kg, por lo que serían las especies más recomendables y bajas en mercurio.
   En las latas de atún podemos encontrar 2 denominaciones:

ATÚN CLARO	ATÚN
Hay dos especies conocidas, el yellowfin (Thunnus albacare) y el patudo u obeso (Thunnus obesus). El yellowfin es el que más se consume, puede llegar a pesar hasta 200 kg, por lo que contiene un mayor contenido en mercurio que otras especies.	Engloba todas las especies del género Thunnus. El más frecuentes es el listado (Katsuwonus pelamis), de color rosado oscuro y sabor fuerte. Se utiliza porque tiene un bajo valor comercial. Es uno de los atunes con menor tamaño, pues alcanza unos 35 kg.

   Un estudio elaborado por las ONG BLOO y Foodwatch, titulado *Toxic tuna. Chonicle of a health scandal*, en el que se analizaron 148 latas, revela que el 10,13 por ciento contenían niveles de contaminantes superiores a los límites establecidos, fijados en 1 mg/kg para las principales especies de túnidos utilizadas en conservas. Así que tenlo en cuenta.
   Lo ideal sería consumir atún **envasado en vidrio** para ahorrarnos los metales pesados del proceso de enlatado (más los del propio pescado), al natural, en escabeche (ambas buenas opciones; el segundo suele llevar como añadido vinagre y aceite de girasol, pero la cantidad de aceite es mínima) o en aceite (AOVE sería ideal).
   En cuanto al consumo, lo ideal sería de 1-2 latas a la semana.
5. **Prioriza el pescado local y respeta la estacionalidad.**

TIPOS DE PESCADO

Pescado salvaje

Es aquel que se ha pescado dentro de su hábitat natural (océanos, ríos o lagos).

- Comen una dieta natural variada (moluscos, crustáceos u otros peces), son ligeramente más bajos en grasas saturadas que los de criadero y contienen más omega-3 (porque se tienen que mover más en busca de alimento para sobrevivir).
- No contienen antibióticos.
- Tienen un sabor y olor más suaves, la carne más oscura y una textura más firme.
- El precio es más elevado que el pescado de piscifactoría (si es de temporada y proximidad, puede ser más asequible).

Pescado acuicultura

Es aquel criado en tanques grandes o en corrales controlados y ubicados dentro de los océanos, ríos o lagos.

- Se alimentan con trozos de pescado o pienso.
- Se lleva a cabo un mayor control sanitario y una trazabilidad del producto.
- Existen piscifactorías ecológicas donde la dieta del pescado está seleccionada rigurosamente y los tratamientos farmacológicos son muy limitados.
- Tienen una carne más clara, un sabor y un olor más intensos, y una textura más tierna.
- Contienen más grasa que los salvajes, pero menor cantidad de omega-3 (antiinflamatorio) y mayor cantidad de omega-6 (proinflamatorio).

La principal diferencia en cuanto a la composición nutricional entre el pescado salvaje y el de piscifactoria son las grasas, por lo que el efecto cardioprotector del consumo de pescado de acuicultura es menor que el del pescado salvaje.

Ambos casos podrían acumular contaminantes (metales pesados, microplásticos, etc.). Esto dependerá de la calidad de las aguas donde habitan y, además, en caso de los de piscifactoría, del tipo de pienso que se les suministre.

Lo importante al incluir el pescado del tipo que sea en tu alimentación es recordar que hay que añadir fibra (vegetales) en el plato. Esto te ayudará a capturar parte de los metales procedentes del pescado.

Marisco

El marisco es una opción interesante que incluir en nuestra dieta, pero también tenemos que tener algunas precauciones.

- Los bivalvos como los mejillones, almejas, chirlas, navajas, berberechos y ostras filtran toda la contaminación del mar, por lo que pueden acumular metales pesados, virus, bacterias, toxinas de algas u otros contaminantes.
- Cómpralos en canales de venta oficiales. Busca siempre productos con etiqueta, donde deben aparecer los datos de la depuración. Si el producto se vende al peso, exige verla.
- Los moluscos bivalvos se venden siempre vivos. Desecha las piezas rotas, pueden estar muertos.
- No consumas moluscos bivalvos crudos, sobre todo si perteneces a la población de riesgo (embarazadas, niños, inmunodeprimidos o ancianos). Cocínalos al menos a 70 °C grados durante un par de minutos para matar bacterias como la Salmonella o E.coli.
- Las opciones más interesantes son la sepia, el calamar o el pulpo.

RECUERDA

No chupar las cabezas de los langostinos y las gambas porque es donde se concentra el cadmio y tarda mucho tiempo en eliminarse del hígado y los riñones.

Panes y levaduras

PANES

INGREDIENTES QUE DEBE TENER UN BUEN PAN

- Harina integral + fermentos + agua y sal
- Proceso de fermentación de al menos 12 h

Las gomas vegetales como la goma guar y el garrofín se utilizan para espesar y gelificar multitud de preparaciones tanto a nivel industrial como doméstico. Se obtienen de fuentes vegetales y son cien por cien seguras.

Masa madre inactiva

La principal diferencia con la masa madre activa es que esta solo se utiliza como acidulante. No obstante, si la masa inactiva se utiliza en unas cantidades que podamos considerar elevadas, lograremos que el pan tenga una buena extensibilidad y elasticidad.

Al estar dentro de un entorno ácido, el pH de la masa bajará y por eso se puede conservar durante más tiempo sin que pierda sus propiedades.

LEVADURAS

EJEMPLOS DE INGREDIENTES DE UN BUEN PAN		
CENTENO	ESPELTA	SARRACENO GERMINADO
Ingredientes: harina integral de centeno, agua, masa madre de cultivo de centeno integral y sal	Ingredientes: harina blanca de espelta, agua, masa madre de cultivo de espelta y sal	Ingredientes: sarraceno germinado, masa madre de sarraceno germinado 20%, aceite de oliva virgen extra, fibra vegetal, espesante (xantana), sal

Impulsor químico

¡No es lo mismo impulsor químico que levadura!

El impulsor es un compuesto químico que ayuda a que crezca la masa durante el horneado. No hay fermentación antes del horneado porque actúan solo con el calor. Ej: levadura Royal.

Estas están constituidas principalmente por dos componentes, unos de naturaleza ácida y otros de naturaleza alcalina (gasificante).

Dentro de las sustancias ácidas podemos encontrar disfosfato disódico y dentro de las alcalinas el bicarbonato sódico.

Levaduras

¡No es lo mismo levadura que impulsor químico!

La levadura está formada por microorganismos vivos de la familia de los hongos. Comienzan a alimentarse de los azúcares y almidones que contienen nuestras masas (fermentación).

Son típicas en masas que sí fermentan, como el pan, aunque se pueden utilizar también en repostería.

Existen varios tipos pero nos centraremos en dos:

- frescas
- secas

Yogures, kéfir y quesos

Los ingredientes más comunes son: leche entera (cabra/ vaca/ oveja) + fermentos lácticos

En algunas ocasiones, este tipo de productos llevan otros ingredientes añadidos:

- leche en polvo para que tengan una consistencia más homogénea.
- lactasa: la suelen llevar los yogures sin lactosa porque es la enzima que la descompone.
- proteína: se la añaden a los yogures proteicos.
- nata: suelen llevarla los yogures griegos naturales.

ELIGE

- yogur o kéfir natural sin añadidos
- si quieres añadirle sabor al yogur, añádele frutas, frutos secos, semillas o chocolate de más del 85 %

EVITA

- yogur con azúcar
- yogures 0 %
- yogures light
- yogures desnatados
- yogur con edulcorantes

INTOLERANCIA LACTOSA

¿Tengo que retirar toda la lactosa si soy intolerante?

La intolerancia a la lactosa no es cuestión de todo o nada; de hecho, la producción de lactasa varía según la persona. Aparecerán síntomas o molestias cuando se consuma una mayor cantidad de la que cada uno puede tolerar; por ello, la clave está en no sobrepasar ese límite.

El tratamiento consistirá en encontrar la cantidad adecuada de absorción para cada persona mediante ensayo y error hasta que se minimice la intensidad de los síntomas o estos desaparezcan.

CONSEJO

Si llevas un tiempo sin consumir lactosa y quieres reintroducirla, hazlo en cantidades pequeñas para probar tu tolerancia, empezando siempre por productos fermentados, y mejor que sean de cabra u oveja que de vaca porque tienen menos lactosa. Si ves que una cantidad pequeña te genera muchos problemas, pregunta a tu profesional de confianza si deberías retirarla de nuevo o no.

QUESOS

Los principales ingredientes son: leche, cuajo y sal.

Elige quesos frescos, semicurados, curados, queso batido, cottage, rulo de cabra, requesón. Algunos aditivos o ingredientes que suelen añadirles, pero que no causan efectos secundarios, son:

- nata
- E330 ácido cítrico
- E270 Ácido láctico
- E202 sorbato potásico
- almidones (suelen llevarlo los quesos para fundir, está bien si los tomas solo de forma puntual)

Evita aquellos que contengan sales fundentes (citratos de sodio, polifosfatos de sodio, fosfatos sodio).

Bebidas vegetales

INGREDIENTES QUE PUEDEN CONTENER LAS BEBIDAS VEGETALES

- agua
- el propio fruto seco, cereal, soja o coco (intenta que el porcentaje sea lo más alto posible, rondan el 3-10 %)
- almidón de tapioca
- aromas naturales
- proteína de guisante
- goma gellan, garrofin
- raíz de achicoria
- fibras
- aceite de girasol alto oleico
- carbonato cálcico E170

INGREDIENTES NO DESEABLES

- azúcar
- fructosa
- edulcorantes
- aromas (no naturales)
- fosfato tricálcico (si se puede evitar, mejor)
- aceite de girasol (mejor alto oleico)
- aceites vegetales refinados

Las bebidas más recomendables son las de frutos secos (almendra, avellana...), las de coco y las de soja. Todas en su versión sin azúcar ni edulcorantes.

Las bebidas de cereal (arroz, avena) son menos recomendables porque el cereal se somete a un proceso de hidrolisis (ver p. 285).

En cuanto a la cantidad de azúcar, no deberían superar los 3 g por cada 100 ml de producto.

LECTURA DE ETIQUETAS

Si, por ejemplo, cogemos un brik de bebida de avena sin azúcar añadido de la marca Vive soy, observaremos estos ingredientes:

- agua, avena 14,2 %, fosfato tricálcico, estabilizante (goma gelana), aroma y vitamina D

En la tabla nutricional, los azúcares representan 15 g, cuando no deberían tener más de 1-2 g.

En cambio, si miramos los ingredientes de la bebida de avena de Yosoy, estos cambian sustancialmente:

- agua, avena 12%, aceite de girasol alto oleico, raíz de achicoria, sal marina. Según la tabla nutricional de los hidratos de carbono, tiene 0 g de azúcares.

LA TRAMPA DE LAS BEBIDAS DE AVENA Y ARROZ

Para conseguir un mejor sabor y más dulce, la industria hidroliza el cereal, un proceso por el cual los hidratos de carbono complejos de la avena se transforman en azúcar libre. Así, **se libera mayor cantidad de azúcar, pero no se refleja en los ingredientes como ingrediente añadido**. Por ejemplo, en la bebida de avena sin azúcar añadido, los hidratos de carbono tienen 7,5 g, lo que es excesivo.

BEBIDAS VEGETALES HIDROLIZADAS

¿Cómo detectar una bebida hidrolizada?

Solo tienes que fijarte en la tabla nutricional. Son fáciles de detectar porque verás que la cantidad de hidrato por 100 g de producto será mayor a 3 g.

Como te comentaba antes, no va a aparecer el «azúcar» dentro de la lista de ingredientes porque no lo añaden como tal, pero sí lo contiene como resultado de triturar el cereal (así le dan más dulzor a la bebida sin ingredientes adicionales). Te recomiendo que evites este tipo de bebidas porque pueden provocar picos de glucosa en poco tiempo y, por tanto, a la larga, tener más hambre y antojos.

Proteína en polvo

¿Cómo elegir una buena proteína en polvo?

1. Que tenga ingredientes naturales sin aditivos, por ejemplo, aislado de proteína de suero de leche 99 % (leche y lecitina).
2. Que no contenga azúcares añadidos.
3. Que no contenga edulcorantes (o como mucho estevia en poca cantidad).

4. Que tenga un aminograma completo (se puede encontrar en el propio envase de las proteínas, en la web donde las venden o bien se puede solicitar el análisis a la propia marca).
5. Que esté hecha a base proteínas de vacas alimentadas con pasto (en caso de las proteínas animales).
6. En caso de ser proteína vegetal, lo interesante es que provenga de fuentes diferentes (por ejemplo, guisantes, arroz y semillas de cáñamo) para lograr un aminograma completo equivalente a las proteínas de origen animal.

Lo ideal sería que, además, tuviera un análisis de laboratorio externo con certificación ENAC/DANAK para verificar que el contenido en proteína es real.

AMINOGRAMA COMPLETO

- perfil de aminoácidos /100 g
- alanina 4,72 g
- arginina 1,51 g
- ácido aspártico 10,3 g
- cisteína 2,08 g
- ácido glutámico 16,06 g
- glicina 1,51 g
- histidina 1,42 g
- isoleucina 4,82 g
- leucina 8,69 g
- lisina 8,79 g
- metionina 2,08 g
- fenilalanin a 2,46 g
- prolina 5,67 g
- serina 4,72 g
- treonina 6,33 g
- triptófano 1,70 g
- tirosina 2,26 g
- valina 4,25 g

Ejemplo de proteína en polvo con buenos ingredientes:

- aislado de proteína de suero de leche (99 %)
- aroma natural

CAPÍTULO 13

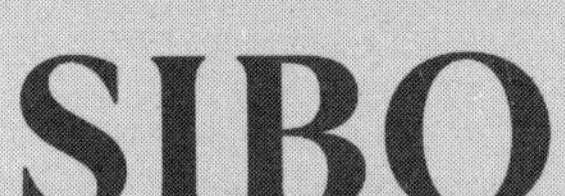

SIBO

SIBO, Small Intestinal Bacterial Overgrowth, por sus siglas en inglés, es un crecimiento de bacterias en exceso en el intestino delgado que causa un desequilibrio (disbiosis) **de la microbiota**.

Cada vez somos más conscientes de que **nuestra microbiota intestinal** desempeña un papel clave en nuestro organismo. Sabemos que influye no solo en la salud gástrica, sino también en la mental, hormonal e inmunológica porque somos un todo, un conjunto; no nos podemos separar por partes, y si cualquiera de ellas sufre un desequilibrio, todo se verá afectado.

Una de las alteraciones que puede sufrir nuestro intestino que afecta a la cantidad y la diversidad de microorganismos que tenemos es el SIBO y lo sufre hasta un 35 por ciento de la población.

Últimamente se dice que «está de moda», sin embargo, cada vez hay más personas que lo padecen porque con la vida que llevamos, es más fácil que **nuestra microbiota** se desequilibre o desajuste si:

- comemos mal (exceso de ultraprocesados)
- comemos continuamente
- no descansamos lo suficiente
- no nos movemos
- no gestionamos bien el estrés
- abusamos del alcohol y/o el tabaco
- no estamos en contacto con la naturaleza
- abusamos de antibióticos y antiácidos
- luchamos contra un exceso de disruptores endocrinos

SÍNTOMAS SEGÚN LOS TIPOS DE SIBO		
HIDRÓGENO	METANO	SULFURO
gases, diarreas	gases sin olor distensión abdominal tardía	gases con olor a huevo podrido y no suelen hacer ruido al expulsarlos, diarrea o estreñimiento
distensión abdominal inmediata	estreñimiento	mal aliento, inflamación de encías
mayor tendencia a la delgadez	mayor tendencia a la obesidad	picor en la piel, reflujo, acné y micción frecuente

SÍNTOMAS	
DIGESTIVOS	EXTRADIGESTIVOS
• distensión abdominal que aumenta durante el día • gases con olor o sin olor, incluso a veces no se pueden expulsar • digestiones pesadas • diarrea o estreñimiento • eructos • acidez y reflujo • dolor abdominal	• niebla mental • eccemas • alteraciones en la piel • dificultad para perder o ganar peso • encías inflamadas • halitosis • acné o erupciones cutáneas • fatiga • problemas de memoria • dolores de cabeza • dolor corporal (óseos o articulaciones) • pérdida de atención y concentración • debilidad en las uñas y caída del cabello • trastornos hormonales

Este exceso de microrganismos va a generar una serie de metabolitos tóxicos que promueven la producción de citoquinas inflamatorias que dañan las microvellosidades de la mucosa (donde absorbemos los nutrientes) y que causan:

- inflamación intestinal y sistémica
- malabsorción de carbohidratos o intolerancias alimentarias a la lactosa, fructosa, sorbitol, sensibilidad al gluten (por eso, durante el tratamiento se recomienda una dieta baja en estos carbohidratos fermentables)
- deficiencia de vitaminas y minerales: déficit de vitamina A, D, hierro, B12. A veces hay incluso aumento del folato por la capacidad de síntesis de las bacterias
- riesgo aumentado de infección por cándidas y levaduras
- cansancio causado por déficits de vitaminas y minerales

FACTORES QUE PUEDEN PREDISPONER AL SIBO

- déficit de ácido gástrico, bilis o enzimas digestivas. Tienen propiedades bacteriostáticas e impiden que las bacterias del colon lleguen al intestino delgado
- celiaquía
- toma de antibióticos
- hipoclorhidria (baja el ácido del estómago, aumenta la colonización de microorganismos y se desajusta el peristaltismo intestinal):
  - por cirugía
  - por **estrés** mantenido en el tiempo
  - por toma de **inhibidores de la bomba de protones**
  - **por abuso de los antiinflamatorios no esteroideos**, conocidos como **AINES** (también **pueden disminuir la producción de ácido clorhídrico** al producir gastritis crónicas erosivas)
  - **enfermedades autoinmunitarias** que pueden afectar al estómago, como la gastritis atrófica metaplásica autoinmunitaria
- intoxicación alimentaria
- permeabilidad intestinal aumentada
- presencia del Helicobacter pylori: puede producir a nivel del estómago una gastritis crónica atrófica, la cual se puede acompañar de una disminución del ácido clorhídrico. Afecta principalmente al antro, pero se puede extender hacía el cuerpo del estómago
- enfermedad inflamatoria intestinal (Crohn, colitis ulcerosa)
- cirugía previa de intestino
- bypass gástrico
- diabetes tipo I y tipo II
- pancreatitis crónica, insuficiencia renal
- disminución de la motilidad intestinal: si no lleva a cabo el proceso de «autolimpieza» de los restos de comida de la digestión anterior o de bacterias procedentes de alimentos

El síntoma más típico de motilidad deficiente es el estreñimiento.

Cualquier situación o enfermedad que nos haga tener un tránsito intestinal lento o peor motilidad intestinal puede ser causa de SIBO:

- endometriosis
- hipotiroidismo
- enfermedad inflamatoria intestinal
- diabetes
- gastritis
- la propia edad
- falta de actividad física
- comer continuamente
- masticar chicle continuamente

Diagnóstico test del aire espirado

Se hace a través de una prueba de aliento, la más utilizada y menos invasiva por el momento, un test de aire espirado que consiste en beber un sustrato (en este caso lactulosa o lactitol) e ir soplando en un tubo durante 3 horas, cada 15-30 minutos.

Estos test se pueden hacer con dos o tres curvas. Los gases que se analizan son:

- hidrógeno
- metano
- sulfuro de hidrógeno (no disponible en nuestro país a fecha de hoy)

Para la interpretación de las curvas se toman estos valores como referencia:

- **Hidrógeno positivo** si es >=20 ppm H2 dentro de los 90-100 minutos
- **Metano positivo** si es >=10 ppm metano, a lo largo de toda la prueba

PROBABLE SIBO DE SULFURO DE HIDRÓGENO

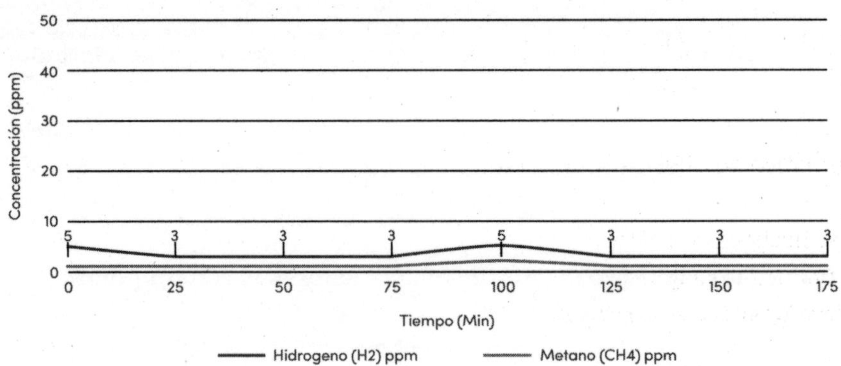

Diagnóstico probable de SIBO de sulfuro de hidrógeno:

- Prueba hecha con lactitol
- Curva metano negativa
- Curva hidrógeno negativa
- Con síntomas durante la prueba y/o después de la prueba

SIBO DE HIDRÓGENO

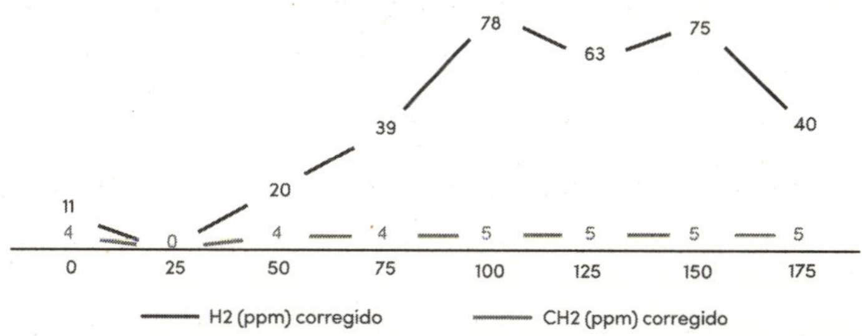

TIEMPO	H2 (PPM) CORREGIDO	CH2 (PPM) CORREGIDO	CO2 (%) MUESTRA	FACTOR DE CORRECCIÓN
0	11	4	5,1	1,08
25	MI	MI	0,1	MI
50	20	4	5,3	1,04
75	39	4	5,5	1
100	78	5	5,4	1,02
125	63	5	5,6	0,98
150	75	5	5,8	0,95
175	40	5	5,9	0,93

Diagnóstico de SIBO de hidrógeno:

- Test hecho con fructosa
- Curva negativa a metano
- **Curva positiva a hidrógeno**

IMO (METANO)

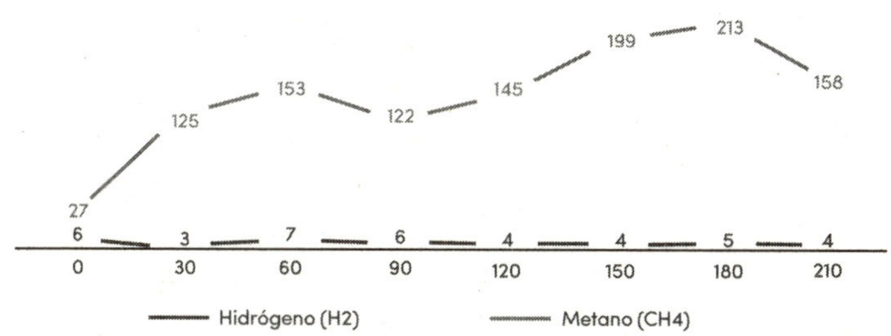

MINUTOS / PPM	0	30	60	90	120	150	180	210
HIDRÓGENO (H2)	6	3	7	6	4	4	5	4
METANO (CH4)	27	125	153	122	145	199	213	158

Diagnóstico del IMO (metano)

- Prueba hecha con lactulosa
- **Curva positiva a metano**
- Curva negativa a hidrógeno.
- **La intensidad de la curva es severa**

CURVA DE HIDRÓGENO Y METANO NEGATIVO

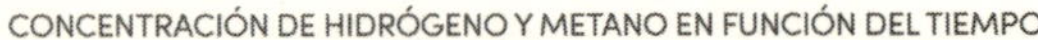

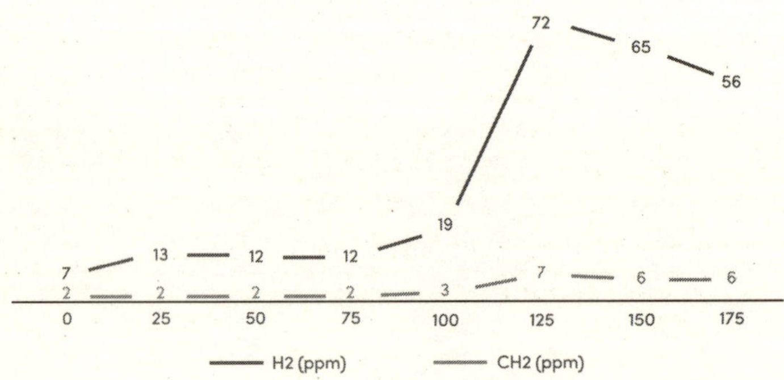

TIEMPO	H2 (PPM)	CH2 (PPM)	CO2 (%)
0	7	2	4,4
25	13	2	4,6
50	12	2	4,7
75	12	2	4,6
100	19	3	4,8
125	72	7	4,1
150	65	6	4,3
175	56	6	4,3

Diagnóstico del SIBO /IMO negativo:

- Hidrógeno por debajo de 20 ppm dentro de los 90 minutos e incluso los 100 minutos
- Metano por debajo de 10 ppm durante toda la prueba

EJEMPLO DE PRUEBA NEGATIVA (siendo positiva)

Las bacterias que producen el sobrecrecimiento bacteriano no siempre utilizan los mismos sustratos energéticos, y se ha visto que la lactulosa es efectiva en un 73 por ciento de los casos, por lo que un **27 por ciento de los pacientes quedan sin diagnosticar**. Esto es porque las bacterias no utilizan la lactulosa como sustrato energético, sino la fructosa o el sorbitol.

De hecho, se ha comprobado que la fructosa es el sustrato que más utilizan las bacterias que producen SIBO. Por eso, si das positivo en ella, ya podemos sospechar de un SIBO y tratarlo.

RESUMEN

Si tu prueba es negativa, pero sospechas que lo tienes, pide un test de fructosa o sorbitol para confirmarlo.

Tratamiento

- fase de limpieza (ya sea con antibioterapia o con herbáceos)
- fase de estabilización y cuidado de mucosas: probióticos, enzimas, fitoterapia, butirato
- alimentación adaptada: dieta antiinflamatoria, dieta baja en FODMAP, dieta baja en azufre, ayuno intermitente
- trabajar la motilidad intestinal
- estilo de vida activo, manejo del estrés y de las posibles causas del sobrecrecimiento bacteriano

ANTIBIÓTICOS FARMACOLÓGICOS

Entre 7-14 días.

Es como poner un parche al problema y no lo corrige.

Los fármacos más utilizados son:

SIBO de hidrógeno: rifaximina, un antibiótico que actúa a nivel intestinal, puesto que no se absorbe. En una revisión de ensayos clínicos, mejora los síntomas en un 33-92 por ciento de los pacientes. El problema es que con frecuencia los síntomas vuelven al cabo del tiempo.

- Una pauta muy utilizada es administrar dos comprimidos **cada 8 horas durante un periodo de 14 días**.

  Si la curva sigue siendo positiva, se da esta pauta una semana más.

IMO (metano): se utilizará, además de la rifaximina, el metronidazol o neomicina. Son otros antibióticos de amplio espectro más eficaces contra el metano cuya duración irá ligada a la duración de la rifaximina.

- **El metrodinazol se utiliza en dosis de 250 mg cada 8 horas.**

Entre las marcas comerciales tenemos:

- Flagyl 250 mg
- Metronidazol Normon 250 g

ANTIBIÓTICOS HERBÁCEOS

Los antibióticos herbáceos también se han estudiado como tratamiento de SIBO, ya que ciertos compuestos de plantas tienen una potente acción antimicrobiana que ha demostrado ser igual de útil que los farmacológicos y, además, con menos efectos secundarios. Son:

- aceite de orégano, tomillo, ajenjo, berberina, alicina, neem, ajenjo, etc.
- **este enfoque suele ir más a corregir el SIBO y reequilibrar la microbiota**: procinéticos para mejorar el CMM (complejo motor migratorio o movimiento de autolimpieza intestinal), enzimas, polifenoles, etc., para que no haya **recidivas** (de hecho, hay estudios que dicen que hay hasta un 40 por ciento de recidivas de SIBO).

Además, se recomienda seguir una dieta baja en carbohidratos fermentables (FODMAP). Solo se hace durante las semanas que dura el tratamiento y después, se empiezan a reintroducir los alimentos.

DIETA BAJA EN FODMAP

- **F**= Fermentable.
- **O**= Oligosacáridos. Representados por fructanos y GOS. Los encontramos en el trigo, el centeno, el ajo, la cebolla, las legumbres, las semillas.
- **D**= Disacáridos. Representado por la lactosa. La encontramos en la leche y en los productos derivados. También en la sacarosa.
- **M**= Monosacáridos. Representado por la fructosa. La encontramos en la miel y siropes altos en fructosa.
- **A=** Y (*and*)
- **P=** Polioles. Representado por sorbitol, manitol, xilitol. Los encontramos en muchas frutas y verduras, añadidos a alimentos procesados, en medicamentos y productos de higiene.

ALIMENTOS BAJOS EN FOODMAP	ALIMENTOS ALTOS EN FOODMAP
Vegetales: acelgas, calabacín, endivias, espinacas, judías verdes, pepino, canónigos, rúcula, tomate, zanahoria, cebolleta (solo la parte verde, la blanca no), rábanos, jengibre, apio nabo, chirivía, patata, calabaza, boniato, yuca	**Verduras**: alcachofa, cebolla, ajo, espárragos, remolacha, col, coliflor, coles de Bruselas, pimiento, tronco de brócoli, apio, puerro, lechuga, escarola, champiñones, kale, col rizada, chucrut, berenjena
Frutas: melón, kiwi, mandarinas, naranja, níspero, piña, fresas, papaya, uvas, arándanos, frambuesas, maracuyá, limón, lima, aguacate, plátano verde	**Frutas**: plátano maduro, albaricoque, manzana, pera, moras, cerezas, lichis, mango, granada, pomelo, higos, caqui, chirimoya, nectarina, melocotón, sandía, ciruelas, bayas de Goji, frutas desecadas (dátiles, orejones, pasas)
Lácteos, derivados y alternativas: yogur de coco, bebidas vegetales (coco, avellanas, nueces), queso fresco de cabra u oveja	**Lácteos de vaca y derivados**: leche, yogures, quesos semi o curados (aunque sean de cabra), rulo de cabra, kéfir, natillas, flanes, helados, crema de leche, nata, requesón

ALIMENTOS BAJOS EN FOODMAP	ALIMENTOS ALTOS EN FOODMAP
Cereales y pseudocereales, legumbre: quinoa, trigo sarraceno, amaranto, mijo, arroz, lentejas rojas	**Cereales, legumbres y fermentados**: trigo, centeno, espelta, kamut presente en pan, bollería, pastas, harinas, muesli, arroz integral, guisantes, garbanzos, lentejas, alubias, chucrut, miso, tempeh, salsa de soja, maíz
Frutos secos: nueces, nueces de macadamia/pecanas, avellanas, piñones, semillas de lino, chía, calabaza, girasol, almendra (poca cantidad)	**Frutos secos**: anacardos, pistachos, altramuces, cacahuetes
Carne, pescado y huevos: pollo, pavo, conejo, ternera, cerdo, pescado blanco y azul, marisco, huevos, tofu	**Carne y pescado**: embutidos procesados (chorizo, mortadela, fuet...)
Bebidas, edulcorantes y condimentos: agua, infusiones, té, agua de coco, especias, hierbas aromáticas, hoja de estevia, vinagre, aceite de oliva virgen, aceite de coco virgen, chocolate negro > 85 %	**Bebidas, edulcorantes y condimentos**: zumos envasados, refrescos, alcohol, azúcar blanca/morena, mermeladas, miel, caramelos y chicles, sirope de agave, sorbitol, manitol, isomaltosa, xilitol
	Especias: ajo y cebolla en polvo y especias picantes.

Una buena aplicación de la dieta FODMAP debe incluir estas cuatro fases:

1. **Fase restrictiva**: su finalidad es controlar los síntomas y dejar que nuestro intestino descanse. Lo ideal es que no dure más de 4-6 semanas. Para ello, retiramos las sustancias fermentables (carbohidratos/polioles).
2. **Fase de reintroducción**: su finalidad es, una vez controlados los síntomas, ir reintroduciendo uno a uno y en pequeñas cantidades los alimentos que retiramos en la primera etapa.
3. **Fase de combinación**: una vez que vayamos tolerando algunos alimentos, empezaremos a combinarlos.
4. **Fase de mantenimiento**

Recidivas

En consulta, estamos viendo un montón de recidivas. Si el paciente se toma un antibiótico, mejora y no cambia nada más, está creando un contexto en que al intestino le resulte fácil recaer. Si se extiende mucho la toma del medicamento, al final el cuerpo puede crear resistencia. Además, cada vez que el paciente lo tome, el equilibrio de la microbiota estará peor, con lo que, al intentar arreglar un problema, se generan otros.

¿CÓMO EVITAR LAS RECIDIVAS?

- aplicar cambios en el estilo de vida
- tratar la causa subyacente
- espaciar las comidas: lo ideal sería hacer 3 al día con 10-12 horas de ayuno intermitente para estimular el CMM
- seguir una dieta adecuada para mantener controladas las bacterias.
- tomar procinético (estimula el CMM): lo encuentras tanto farmacológico como herbáceo

¿QUÉ PASA SI NO TRATO EL SIBO?

Tu organismo tenderá hacia la permeabilidad intestinal y, por tanto, tendrás más probabilidad de padecer enfermedades autoinmunes como el Crohn o la colitis ulcerosa, y aumentarás el riesgo de sufrir alergias respiratorias o en la piel o cualquier otro tipo de enfermedad.

**Hay tantas disbiosis como personas con ella.
Por eso el tratamiento debe ser personalizado y adaptarse a las necesidades de cada uno.**

Conclusión

Seguramente hayas pensado que no tienes tiempo suficiente para dedicarte a entrenar, comer de manera adecuada y aplicar todos estos consejos. Deja que te dé un consejo más: antes de agobiarte, simplifica tus hábitos, come comida real, empieza dedicando 20 minutos a tus entrenamientos, camina todos los días y duerme entre 6-9 horas al día.

La fórmula ya la tienes, no existe una pastilla mágica que pueda lograr tus objetivos por ti; el secreto es la constancia, y la consecuencia es encontrarte con energía y sin molestias para hacer todo lo que quieras. Esto no solo te ayudará a tener un mejor aspecto físico, sino que mejorará tu sistema inmune y, por tanto, mejorarás a nivel digestivo, hormonal y mental.

Como ves, el mejor seguro de vida es entrenar tus hábitos. La motivación es importante, pero para lograr tus metas se necesita constancia, disciplina y paciencia.

Mi objetivo no es que pierdas peso en 5 semanas, sino que quiero que construyas hábitos que te mantengan en buena forma física y mental durante los próximos 50 años.